全国名中医

丁樱

儿科讲座实录

丁樱 主编

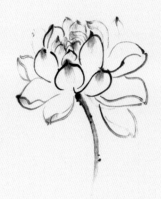

河南科学技术出版社

· 郑州 ·

图书在版编目（CIP）数据

全国名中医丁樱儿科讲座实录/丁樱主编.—郑州：河南科学技术出版社，2021.3

ISBN 978-7-5725-0607-9

Ⅰ.①全… Ⅱ.①丁… Ⅲ.①中医儿科学 Ⅳ.①R272

中国版本图书馆CIP数据核字（2021）第191241号

出版发行：河南科学技术出版社

　　　　　地址：郑州市郑东新区祥盛街27号　邮编：450016

　　　　　电话：（0371）65788613　65788629

　　　　　网址：www.hnstp.cn

责任编辑：邓　为

责任校对：张萌萌

封面设计：中文天地

责任印制：朱　飞

印　　刷：郑州豫兴印刷有限公司

经　　销：全国新华书店

开　　本：720 mm×1 020 mm　1/16　印张：13.75　字数：240千字

版　　次：2021年3月第1版　　2021年3月第1次印刷

定　　价：58.00元

本书编写人员名单

主　编　丁　樱

副主编　张　霞　韩姗姗

编　委　高　敏　王　龙　苏　杭　孙宇莹

　　　　徐闪闪　姜　淼　申文楠　魏金辉

　　　　秦　阳

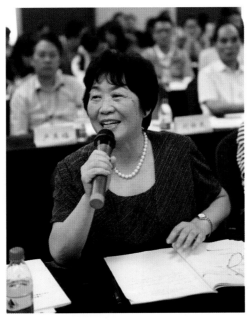

丁樱教授在中华中医药学会首届岐黄论坛中发表讲话并授课（2013 年 6 月于北京）

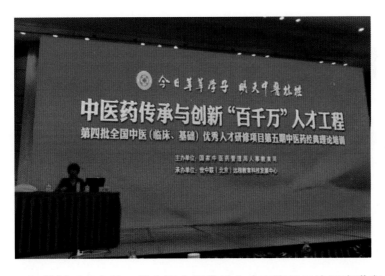

丁樱教授受邀在第四批全国中医优秀人才研修项目培训班讲座

（2019 年 12 月于陕西西安）

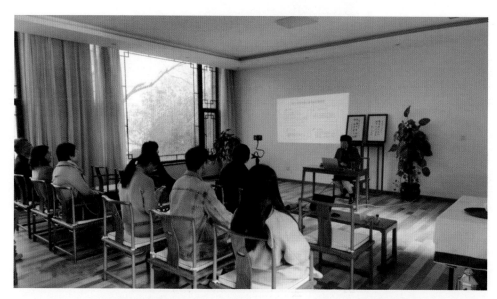

丁樱教授受邀在国医书院讲座（2020 年 12 月于北京）

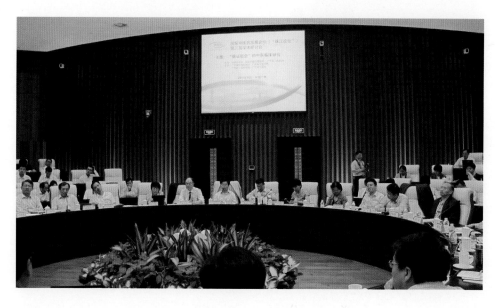

丁樱教授在国家中医药发展论坛（珠江论坛）上进行汇报讲座（2011 年 10 月于广州）

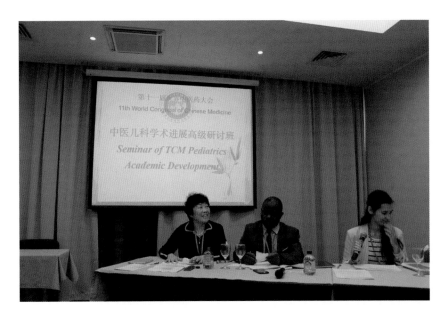

丁樱教授在第十一届世中联学术会议上主持讲座（2014年9月于俄罗斯圣彼得堡）

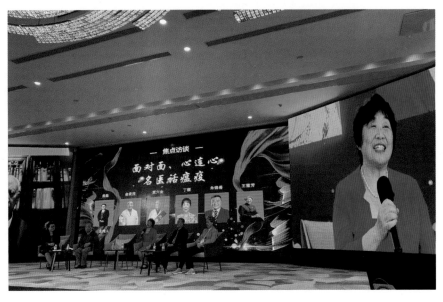

丁樱教授参加中华中医药学会儿科分会学术会议"名医话瘟疫"（2020年10月于上海）

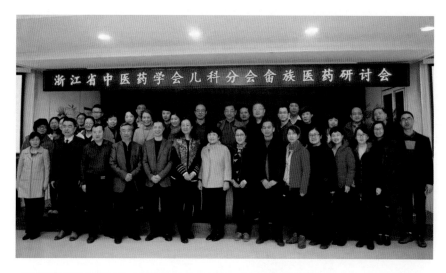

丁樱教授参加浙江省中医药学会儿科分会畲族医药研讨会并考察畲族医药

（2014 年 7 月于浙江丽水）

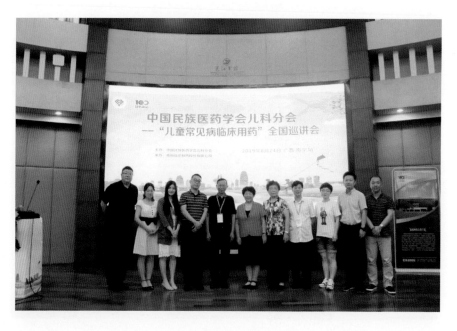

丁樱教授组织中国民族医药学会儿科分会全国巡讲会（2019 年 6 月于广西南宁）

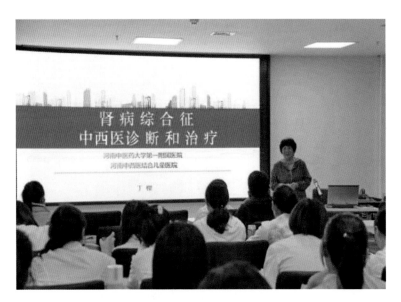

丁樱教授为河南中医药大学儿科硕博研究生授课（2019 年 9 月于郑州）

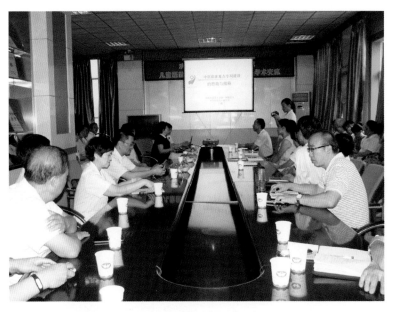

丁樱教授团队到少数民族地区进行学术交流考察

（2016 年 8 月于新疆哈密第二人民医院）

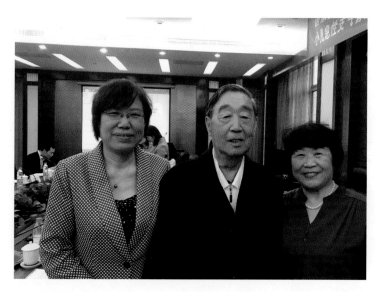

与王永炎院士合影（左一王俊宏）（2019 年 5 月于北京）

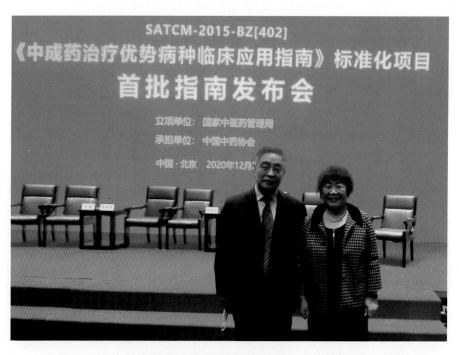

中成药治疗优势病种临床应用指南发布会上与张伯礼院士合影

（2020 年 12 月于北京）

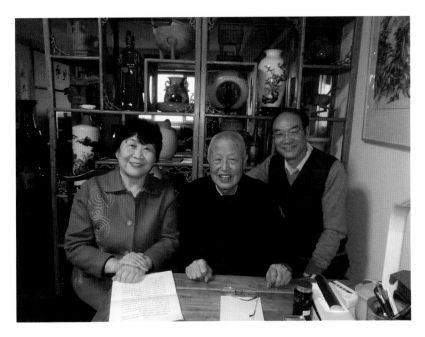

丁樱夫妇与国医大师张磊教授合影（2018年12月于郑州）

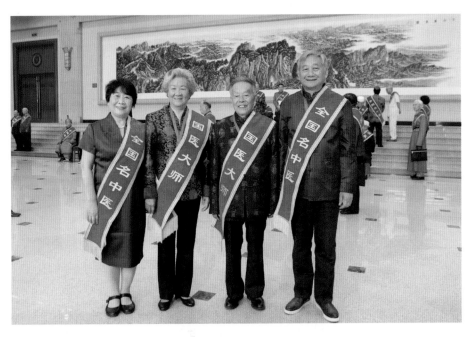

与国医大师廖品正、王烈及全国名中医汪受传合影（2017年6月于北京人民大会堂）

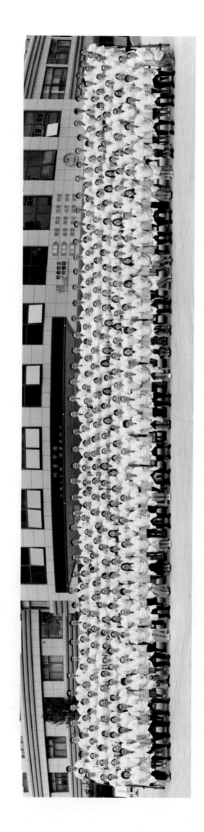

河南中医药大学第一附属医院儿科科医院／河南省省中西医结合儿童医院团队合影（2021 年于郑州）

前　言

　　书是人类进步的阶梯，中医学的传承、进步和发展即使到了网络及信息化程度极高的今天，仍然离不开书籍的承载和传递。近年来，因年龄原因卸任行政职务后，我有更多的时间思考中医药进步及发展的瓶颈问题。我受邀到国内外进行线上及线下授课100余场，授课内容较广泛，其中有我的专业特长，还有一些经典与临床相关的问题，譬如经方在儿科疾病的应用、温病学说在新冠肺炎防治的作用，后者对我而言是极具挑战性的，它不仅要把临床问题升华为理论认识，更重要的是要通过经典理论解决临床实际问题。这个过程促发了我对经典理论的再学习及领悟，更促使我对临床实际问题的凝练。这样的授课不但是知识的传授，更是学习技巧及兴趣的培训。古有《黄帝内经》黄帝及岐伯的对话，近有秦伯未的《谦斋医学讲稿》，对中医药的发展进步均有不可估量的助推作用，余虽不敢与前贤相提并论，但几十年的临床感悟还是非常深刻的。故有机缘把近期的讲稿进行整理出版成册，期待对后学有所启示。

　　这几年我的授课对象包括不同层次的群体，其中既有对全国优秀中医人才班的授课、各级学会搭建的专家交流平台授课，又有针对刚涉入医学领域的年轻医师培训课程，故成稿后的文本适合不同层次的中西医人群阅读，冀望对青年医师的学习入门和成长有引导与激励作用，给学科管理及引领者以启迪，对专业同道有启示，对西医同道规范应用中成药也有一定的建议和指导。

　　本书的成书不仅是对授课课件的简单整理，也是在授课提纲的框架内即时进行的现场系统陈述和讲解，内容更加贴近临床实际和应用，虽庞杂但不失条理。对涉及肾病、风湿和免疫，尤其是对小儿过敏性紫癜及小儿肾病的相关内容进行了系统的讲解。书中章节包括专科建设与优势病种、民族医药与医疗信息化，以及肾病风湿免疫、呼吸系统、中成药和科普等专题。通过回顾我的艰难曲折的学医过程，以激励初学者的进取和斗志；讲述打造团队建设的经历，以启示管理者的学科建设思路；专业理论及学术的讲授，期待与同道商榷、给后来者以启迪。

本书是在授课提纲的基础上，我的团队根据我授课的录音整理而成的，虽然经过语句与内容的调整及润色，但由于出自讲课录音，仍有众多瑕疵和不足之处，尤其牵涉到自己在临床上的感悟，属一家之言和个人见解，所述理论及内容定有许多不妥之处，望各位同道批评海涵。

丁樱

2020 年 8 月

目 录
Contents

第一章 专科建设与优势病种

第一节 中医临床重点专科建设暨优势病种选择的思考

尊敬的各位领导，各位专家，下午好。非常感谢三附院（河南中医药大学第三附属医院。——编者注）领导对我的邀请，很荣幸能有机会和大家共同交流中医临床重点专科建设暨优势病种选择的思考这个话题。

在场三附院的老主任我还能认出几个，大多我都不认识了，这几年三附院发展得很快，人员的增加也比较多。这次医院领导让我来讲课，刚开始不知道要讲什么，后来说让我谈谈专科建设，这个话题是我很熟悉的，因为这是我一直努力在做的。今天所讲的内容都是我的亲身体会，在此冒昧地谈一些自己的看法，算是抛砖引玉吧！如果今天还有时间，希望我们能有个互动，大家可以交流一下在临床重点专科建设中遇到的一些问题。因为各个专科、各个医院的情况有所不同，所以不能光听我一个人讲历史，还要考虑到每个人的特殊性。

今天讲的内容是根据儿科的发展历程，结合我所了解到的一些行业情况做的一些分析和思考，主要讲的是专科建设，因为专科是医院发展中最重要的组成部分，医院和科室能否得到患者和社会以及同行业的肯定，与重点专科的发展息息相关。而重点专科的建设又与特色和优势病种的发展直接关联，所以我想就这几个方面来进行以下的分析。

一、重点专科建设的宗旨

首先大家要明确专科和学科的概念，学科相对专科来说是一个更高层次的概念，学科涵盖了很多个专科，但是它基于专科的发展又进行了升华，更强调学术。我认为医院现在最重要的是把专科做好，其建设宗旨可以从四个方面来说：凝练方向，汇聚队伍，构建平台，强化管理。

首先要讲的是凝练方向。众所周知，做好临床是做好专科的基础，而要做出色临床，首先要凝练方向。学科也好，专科也好，都要有一个明确的、稳定的发展方向，也就是说，专业也好，医院也好，都得有一个方向。其次是要汇聚队伍。以前是大专科小综合，现在是大的综合医院，所以其他配置也要跟得上，要去积极地汇聚自己的队伍。人是第一位的，没有人才，就建设不了专科，医院没有人才也不能发展。再次是基地，也就是上面所说的构建平台的问题。当然，有了方向有了队伍，才有资格说基地。基地可以不断扩大，就像我们儿科，原来就是一个小单元，30张病床的配置，原来的基地面积特别小，而现在已经是一栋楼，有6层，36个单元，9个病区，规模很大，究其原因，是因为我们方向选好了，队伍扩大了，基地也随之逐渐扩大了。这三个（方向、人才、基地）是基础，固然很重要，但是我认为管理也同样重要，在专科建设中也必须强化管理。没有一个很好的管理，即使初衷很好，方向也正确，最终目标也难以实现。我原来是个临床专家，根本不懂管理，我也是在儿科发展过程中逐渐学会管理的。管理者就像家长一样，一个科主任也好，一个中层领导也好，在主管的工作中，必须要有很强的管理意识和管理能力。如果没有管理能力，那肯定不行，就像有的人，个人能力很强，教课、看病都很好，但他只能称作是一个好老师、好医生，而不是一名管理者。因为管理还与社会有关，在某种情况下，一个科室主任可以叫作多面手，什么都得会。总之，管理能力对于中层领导和科室主任很重要，在科室主任交流及总结会上，科室的业绩就是科主任领导管理能力的体现。

二、开展专科的工作思路

要想发展医院首先要发展重点专科，医院靠专科发展生存，而发展重点专科首先要明确专科发展定位。定位可以有不同的思路：一个是先做好临床，再以临床带动科研和教学；另一个是先把科研做好，然后再接着发展临床和教学，走哪条路都行，条条道路通北京。像我们一附院（河南中医药大学第一附属医院。——编者注）的呼吸科，现在也做得非常棒，他们原来临床并不强，但人家把科研做好了，拿到了国家大项目，现在培养了很多人才，研究生、博士生一大群，他们的后劲很大，现在临床也发展得非常好，未来冲刺国家诊疗中心也大有希望。呼吸科的思路就是先把实验搞起来再带动临床的发展，但是先决条件是得有能力把高级课题拿下来。儿科与之相反，我当时的理念是先把临床做好，再以临床带动科研。因为当时儿科非常困难，一共30张床，最少时缩小到25张，病人最少的时候，才三到五个，医务人员是25个，这在场的有些人都知道，那时候困难到科室没有病人，如果我再不把临床做好，大家都没事做、没饭吃，人员思想涣散，连我都想走，不想在儿科待了。没有临床，教学也就几十个课时，大家几乎无法生存，那又谈何发展呢？在这种情况下首先是要保证大家能生存，没有生存怎么发展？所以经过思考后，最终我认为还是要先把临床发展起来，有了病人大家就有事干，有收入大家才有积极性，才能给医院创效益，有效益后医院才能给我们政策支持，最后再以临床来带动教学。我记得那时就我自己有科研课题，其他人都找不到课题的切入点，但是后来随着临床的发展，大家的科研意识自然就提升了，不让做科研都不行，现在我们科研项目多了，人才也多了。在这么多年的临床、科研、教学工作中，我认为这三者的关系是以临床为基础的，就像盖房子打地基一样，临床做好了，才有机会去做科研，才有资格去搞好教学。如果你当老师，连自己都不会看病，那你怎么教学生看病？不是纸上谈兵吗？因此，专科也好，学科也好，真正还是要依靠临床，如果没有临床支撑，那根本就维持不下去。很多科主任为什么能把科室带好，很有名，就是因为他有病人，有临床在这儿支撑，所以说医学发展最注重的还是临床学科，这是定位要说的内容。

现在三附院规模已经很大，床位也不少，我认为现在除了要抓定位外还要去抓发展方向，也就是说把定位搞好后就要去想优势病种。各个医院都有各自的优势，一定要抓一些重点专科，每一个专科都要抓几个优势病种。这么多专业，这么多病种，到底重点发展哪个？这个选择非常重要，要以特色取胜，以特色去竞争。以三附院为例，针推是其特色，在全国都很有名，它的根基很深，针推的人才多，病区也多，从方方面面来说发展得很不错，这就是我刚才所提到的打好基础、做好方向、选好病种的一个鲜明的例子，而在打基础、选方向过程中也牵涉到一个最重要的问题：学科带头人的问题。

当年儿科有研究所、教研室、临床三个部门，分别由三个人负责，相当于三套马车，很难共同发展。现在都夸儿科做得好，其中有我个人的努力，但不得不说政策也给了我机会。当时学科带头人是通过打擂台选拔出来的，由外校的专家来评审，我是通过打擂（全校）排名第二，当上了学科带头人。做了学科带头人后，适逢学院实施了学科制度改革，要求临床、教学、研究所统一管理，也就是说学校的学科制把儿科统一了。我先接了研究所，后接了教研室，最后接了临床，确切地说，1999年年底我才全面接手儿科，当了儿科学科的领头人，也才正式启动了儿科的学科建设、专科建设，实施了我的想法和思路。在这个过程当中，确实是压力很大，很辛苦，但是现在看来，能有今天这个业绩，我也很欣慰。如果没有当年那种打拼的精神，儿科可能也不会有今天。当然，如果那时候没有给我学科带头人这个位置，那我也没有机会去实施自己的想法，总之学科带头人具有重要的作用。

诚然，学科带头人很不容易。作为学科带头人，我当时也经历了很多事情，印象最深刻的是那时候我老给领导"找事"，提问题、打报告，曾有一天我给领导打了17个报告，以至于到现在退休了，老领导见到我就说，"丁老师，你知不知道，当年每当听说丁老师来了，我都想躲起来"。暂且不说一个院长，他每天要管那么多事情，就说一个科室的主任，他每天的事都很难解决完，因为领导们要考虑的问题太多了，他们也要反复思考斟酌解决问题的最佳办法，所以很难及时回复。于是，我在不断打报告、提问题这个过程中逐渐总结了经验和教训，最后每次给领导送报告、提困难前就尽可能把解决问题的预选方案同时做好，既可以给领导参考，也可以提高解决问题的效率。同时，在儿科低谷期间，我也留心看过管理学的书，研究了一些相关的发展历史，同时进行了很多深层次的思考和反思。另外，能够有今天的成绩，也与我听了许多前沿的报告，学习了别人的经验有关。既然做了学科带头人，那就要跟紧时代，把握好所属领域的前沿，既要懂业务会看病，又要会管理。一附院很多科室以及全国同行业中都存在一种现象，有些科室的科主任把自己搞得很累，但是团队起不来，为什么？因为他天天陷入临床，光去看病，这也不行，还要管业务。在临床方面你要拿得起放得下，既要能够在临床上看病，又要能够超脱出来，花精力去打理、带领你的团队。

管科室既要有熟练的业务能力，还要以贡献求支持。刚开始领导们都怕见我，因为我光去"找事"，他们甚至都叫我"事儿婆"，但到后来领导看到我就很高兴，因为我给领导提出问题的同时又能把解决问题的几种预案做好并提交让他们去选，让领导认为哪个好。这样一来，你在刚刚起步时就能去解决问题，这让领导非常高兴，他认准你这个人，认准这个专业，他认为这个专业肯定会发展，那这个专业就能得到支持。就像当时我计划建设感染病区，给领导提供思路后很快就被采纳了，这使得儿科感染病区在短时间内能够顺利建立。现在一起开会，他们见了我说，"当时丁老师来给我出难题，现在有了难题还想找丁老师来帮助解决"，这说明有默契了。简单来说，就是要善于思考事情，要有以贡献求支持的精神，我就是在这样的情况和背景下一步一步做起来的。NICU（新生儿重症监护病房）建立时条件特别苦，科室主任才40多岁头发都白了。原来ICU规模很小，这几年发展得很好，可以说最近六七年儿科很少出过重症医疗事故，ICU在其中有巨大功劳，我经常说，如果没有ICU给你保驾，你就算看好了9999个病人，一个病人出了问题，9999加1等于0，就这么严峻，所以说ICU一定要呵护好。未来在全国最值钱的大夫就是ICU的大夫，他们要抢救病人，风险大，对技术的要求也高，他们对其他科室、对医院的贡献也大，对这些医生和科室，我们一定要支持他们。

另外，我认为科主任一定要有眼光，包括现在年轻的医生，虽然还不是科主任，但一定要看得远。眼光、观念决定你的命运，思路决定你的出路，细节决定你的成败。当初我在南京进修，跟了一个老院士，和他一起的还有一个年轻院士，当时我还是研究生，大家都是女孩子，都是好朋友，她喜欢说一句话：眼光比水平更高。我对这句话的理解是一定要看到未来的发展趋向，要看到医学发展的动态，然后就要开始去准备，不能说等狼来了，再去亡羊补牢。儿科现在病人很多，但是在10年前，我就对他们说，不要满足于现状，不要局限于常规的几个病种，不要说我病号有多少，现在那些说大话的人水平不一定高。也就是说你不能永远只会看这几个病，未来国家医疗政策改善了，只会看这些疾病是不够的。当时我经常在国家层面开会，开会的时候，或讲完了课，剩下的时间我都在认真听课，放了电也得快点充电，你得知道国家未来发展的趋势、国家政策的导向，不要小看国家政府工作报告里的一两句话。那两年说医保要下调，那省级医院的定位应该是什么，就是不能满足于常见病，如发热、腹泻，这种不看也能好的病，要想发展好一定要看疑难病，现在门诊量升得快的就是看疑难病的人，这些病人稳定，当然常见病也得会看。当年我讲发展肾病时，他们都认为丁老师是在讲一些虚无缥缈的东西，但是我的想法都实现了。现在虽然我从行政职务上退下来了，但是我还在讲不光要看明天还要看后天，甚至后年的事情，在团队里我的忧患意识特别强，绝对不会满足于现在，这已经养成了一个习惯。大家也一定要有忧患意识，不要想着做了我有饭吃，不做我也有饭吃，现在有这种倾向，因为儿科现在的工作量比较有保障，大家的收入都提高了，所以就想着反正我有钱赚，天天也忙乎乎的，就不用再考虑那么深层次的东西。但是你在发展，全国也都在发展，世界上也不是只有你自己，所以必须得有忧患意识，如果没有忧患意识，觉得只要能吃得上肉，那不行，必须要提前想。就像老百姓丰年要囤粮以防灾荒一样，所以今天在场的中层干部，一定不能满足于现在的业绩，要考虑未来，如果你不考虑到明天后天的事，那你一定干不起来。

其次，科主任一定要有协调驾驭能力。协调能力，也就是要会协调工作。现在医患矛盾比较严峻，所以医患协调能力要加强，一定要注意自己的言论，还要去培养大家怎么和病人及其家属沟通。这些都是需要技巧的，同时也是一门学间，医院也在给大家上这方面的课。我认为做医生要有人文主义，既要懂社会、懂人、懂心理，还要会与他人合理沟通，不仅是要和患者还要和自己的工作伙伴及时沟通。儿科不发展的时候，医生和护士之间矛盾很多，现在发展了，医生和护士绝对要一条心，科主任要和护士长搞好关系，护士长要和护士搞好关系。当时我对护士长说，我对你的要求，不是让你去做，是让你管理，像扎针这些事你要让护士去做，绝对要把自己的位置把握好。能当上护士长的都是有一定处事能力的，科主任要学会用好护士长，保证你给她做出硬性的要求，必须达到一定的水准，但同时也要呵护好护士长。另外，在临床方面，一附院有许多科室，科室之间要搞好关系。同时，高校要写教材，要搞课题，这都要和兄弟院校联系，如果平常没有联系的话，遇到事情时谁会和你联系？前几年，我拿了两个重大国家项目，拿到以后我就和北京儿童医院及北大医院等许多家大医院合作，因为之前在学术交流上已经和他们有了一些交往，他们信任我，所以一说合作，都非常高兴。拿到方案后他们都说，"没有想到你们中医院这么高大上，在课题实施过程中能做得如此认真详细"，最后就形成了一个好的口碑。这个例子是要告诉大家，不仅技术水平重要，沟通交流也很重要。没有一点技术，人家根本看不起你；没有沟通交流，人家不了解你，也就不会跟你合作。我记得当时要给一附院批河南省区域诊疗中心，医院说你能不能和复旦大学说一下做我们的协作医院，我说行。那时我认为应该有希望但我又没把握，没想到复旦大学的书记一听，直接同意。我非常感动，为什么她能这么快同意？因为之前我跟她合作过好多个科研项目，一起参与了许多学术活动，在这个不断沟通交流的过程中，她对河南中医药大学一附院很信任，她认为我可以做，所以她才答应的。也就是说，在做某件事前，这个行业的负责人我是否知道，我和这个行业里著名的单位是否打过交道，这都要大家去思考。总之，你要想把这个科室带到最前沿，你必须和这些名人名院校交朋友。我曾经在南京军区总医院进修，现在一到南京开会就拐个弯去那儿看看，有些疑难病症没有研究透我就到那儿看看，经常到那儿会诊。那时候我很注意，要想做学科建设，就要不断地向大专家学习，向他们请教。学习是要付出代价的，而有时在你不知不觉的时候就打下了很好的基础。后来只要是院士办班，我都去，因为院士知道亚太地区最先进的肾病知识，所以不用到国外去学习，我就能接受到国内最先进甚至是国际上最领先的知识，能够知道学术发展动向。而我是搞中医的，我该怎样洋为中用，该怎么结合中医西医，这就是另外一个问题。总之，如果我没有和外界联系的想法，没有发展的目标，我就不会这样做，可能就只能当个普通大夫，但是我想以后能够更好地发展，所以我就抱着这样一个交流学习的心态经常和名人名校联系。

当然，当科主任你也一定要有奉献精神，当科主任一定要能吃亏。要求别人做到，自己首先就要做到，要求别人不迟到，如果自己天天迟到或偶尔迟到，这不行。我在科里，谁都没有我辛苦，但是我再辛苦，按业绩来看，直到我退休之前，都属于科室中上等水平，科里有几个人总超过我，这是有原因的，因为人家病人多，门诊量相当大。在基础水平上大家都是一样的，但是，他们还有自己的业绩。比业绩我肯定比不过他们，因为我经常要开会，停门诊，但是以前儿科没有发展的时候，我最多挣五百块，而现在儿科发展了，大家都努力干，大家也都高兴，最少我拿五千，哪个值啊？当然后一个值。虽然我牺牲了一些利益，但是我还是赢家，至少大家都认可我。另外，作为一个科主任，不能把所有好处都给自己，有些学科带头人集各种荣誉于一身，评这个专家那个专家，在全国吹得可大，但你看他背后的团队，几十年不发展，原来是几十张床现在还是几十张床，而我们儿科原来是几十张床，现在是一百多张到二百多张，最后到六百多张。这是因为在儿科我不仅帮自己进步，也让大家都进步，我们儿科现在有很多专家。总之，我认为学科带头人一定要学会让利。在我 65 岁时，打了辞职报告才从儿科院长（位置上）退下来，当年 60 岁时我没有退，是因为拿了国家项目。到 65 岁时，我再不退，就影响年轻人的发展了，我说必须退，这才退下来。同时，你对领导的看法和认识也要站在更高的高度上，你努力干了，把工作做好了，把儿科打造得很好，给医院创造了效益，领导心里都有数。我当时确实是吃苦在前，享乐在后。后来又拿了很多儿科的名誉，还评上了全国的教学名师，其中有些我都不知道，都是医院推荐我的。其实当你做到了某种高度，领导也会自然地想起你，也自然有更多的机会。

当科主任，说起来容易做起来很困难，因为经常会出现个人利益与集体利益、他人利益相矛盾的情况，你是怎么处理的，大家也都能看得见。我现在虽然不担任儿科领头人了，但还是有人来找我听取我的意见，希望能给他们一些思路。所以说如果你真正能够从工作角度出发，那一定会吃苦在先，享乐在后，你能不能做事不用自己说，大家都能看到。科里有些人能力不错，看病不错，但是一到过年过节就挖空心思提前换班，生怕赶到春节值班。不愿意吃亏，殊不知"吃小亏一定是占大便宜"。那时候过年，刚刚有春晚，没人愿意排大年三十的班，我就经常在大年三十，老主任最难的时候来值班，确实吃了很多的苦，吃了很多的亏，但是评先评优，我总是被评为第一名，所以说吃亏也是会"占很多便宜"的，最后很多机会都给了我，通过这件事情我希望大家能辩证地看待吃亏是福这个问题。我经常告诫我的研究生：占小便宜一定吃大亏。以前有个学生，特别聪明，考试永远第一名，我真想把他留下，但是他不肯吃亏，就这一条我不能留他。相反，我把相对来说是"笨鸟"的留下来了，他们有些不可思议，不理解我怎么不要那个优秀的反而要这个。我说人不怕笨，怕太精明，那个学生太精了，而我留下来那个虽然没有他考分高的学生，这些年下来，业绩真的很好，他就是谦虚能吃亏，这样的孩子肯定是可以的。人的能力都是在不断提升的，不要说谁笨谁聪明，就算再聪明，情商跟不上，也不行，他们原来不能理解我的选择，现在理解了。对于利益冲突这方面的问题，科室每个人都要学会处理，你不傻，人家也不傻，不要总以为你占了什么便宜。什么都是你占了，但时间、精力是有限的，此时谁不看眼前利益，勇往直前，才能得到好处。我经常这样教导我的研究生，你们跟着我要学知识，更重要的是要跟着我学做事做人。吃亏是福的理念是我提供给他们的，当然这不光与我，与家庭教养也是有关的，家庭才是第一任教师。

除了要愿意吃亏外，一个人还要自立自强敢于承担责任，有错了要去改，这样才能成功。不要以为功劳都是你的，错误都是别人的，一定要善于发现并解决当下的问题。有时候我的研究生出问题了，如果不是有意的，我可以去替他们承担。但是，在外替他们承担，是我对他们的责任，在内管理他们还是很严格的。有时我会在课题上设置一些严格的要求，面对一些非常难的数据问题，我都希望是我的学生先干，我一看是我的学生去做，我就说做得好。要以工作论英雄，工作时表现得好，业绩也好，以后的工作就会很容易开展。

总之，做学科带头人的要求可不只是会看病，而是要有多方面的能力，这样才能当好学科带头人。

三、积极发展技术，提高医学水平

这个是大家非常熟悉的。需要注意的是选派人员进修时一定要到知名医院进修。科里有些人会选择去哪个市级医院进修，可能是他在那个医院有认识的人。但是你是省级医院，是在国内有名的、也是这个行业的拔尖专业，要么不去，要去就去顶级好的医院。另外，在进修和学习上，要确保能全面学习。医院现在要发展，单靠纯中医是不行的，中医一定要做好，毕竟是中医院，要有中医的特色，但也要有很好的西医基础，如果没有西医基础，难免会有医疗纠纷。要是只擅长西医，那搞外科还行，但是在中医院校，还要进行学科建设，还要做中医科研，所以只有尽快地和中医结合起来，找到切入点，你才能走出来。我们不能说西医不行，其实西医在中医院，应该说是很需要的，尤其要能做好的话，西医在中医院的儿科里也发挥着很重要的作用。像 ICU 的人员不只有中医院校毕业的，几个骨干都是西医院校毕业的，他们也干得很好，可以说，如果没有这几个西医的大夫支撑，ICU 很难从最早的三两张床到现在有三十几张床，这很不可思议。在选择人才这方面我们也下过很多功夫，逐渐认识到专业对口的重要性，所以在和复旦大学合作时就要求对口学习，ICU 对 ICU，外科对外科，儿科对儿科，感染对感染。总之，要创造条件让他们和学科建设紧密关联，学习西医先进的东西，然后再用中医的思维方法去寻找突破口。

在外出学习的同时还要知道参加高层次的学术会议。现在有的人会议都不参加了，这不行，一定要参加会议，而且一定是高水平的国家级或者行业顶尖的会议。学习目标要明确，原来参加会议都是为了到哪儿去玩，现在都是听名人讲课，为了能学到东西才去的。不能说有个好地方都想去，有个不好的地方都不想去，这根本就不是为了参加学术会议。现在参加会议，回来一定要进行全科汇报，资源共享。现在发展得很好，各个专业都可以出去参加会议，经费非常充足，到哪儿学习都不用考虑钱的问题，甚至出国进修都能实现，可以选择短期的和长期的，有的短期的大家还不想去。今后医院在晋升方面可能会要求一个是有博士学位，一个是要出国进修，不然很难晋升博导，现在郑大就是这样。这些理念一定要注意，一看别的单位做了，你马上就要跟上，要有超前的意识，如果没有那种压力，没有往前赶的精神，那肯定要掉队。我都快70岁了，到现在还这么努力，我经常说年龄大了要多动脑筋，起码可以预防痴呆，还可以为团队多做点贡献，这也是一种成就感，一种个人追求。总之就是说要有一个理念，要去顶尖集团、顶尖团队学习。

新中国成立以来，很多名医都是从协和医院出来的，正是因为他们注意医生的培训。培训制度最早是从麻醉科开始推广的，麻醉科的主任就是来自协和医院。在20世纪60年代我到林县（今林州市。—编者注）去进修，在那儿我有幸接触了北京的国内顶尖学者，无论在临床还是学术上他们都很严谨，我很幸运在刚刚开始工作的时候就能接触他们，这个经历可以说影响了我的一生。我刚才还和院长沟通咱们要培养年轻人，一是因为在年轻的时候我遇到了大专家，他们对我的影响特别大，我能有现在的成就与以前在基层和医学大佬在一起学习的经历密不可分，二是年轻人接受能力强，更好培养。说这么多是为了告诉大家，无论做什么事情一定要做到最好，要到最好的医院或学科进修，否则就白去了。学习的过程很不容易，为了学习要暂时牺牲与家人在一起的时间，还有什么理由不认真细致呢？

另一个需要注意的是，开展新技术时要对其有决心和信心。中医现在都是高校毕业，和西医不分伯仲。但在优势病种发展方面，西医很早就处在靠前的位置，所以接手儿科后，我做的第一件事就是定方向，里边也牵涉到队伍的调整，考虑到医生之间专业知识的冲突，我就让他们一人一个方向，从而减少了矛盾，也明确了发展方向。在20世纪90年代我瞄准肾病方向，那时候不像现在这么开放，可以中西医结合学习，当时有同事劝我别出那个风头，容易被别人说中医不务正业。但是，我认为学术应该继续发展，当时的中医对于是什么病理医理都说不清楚，没有人承认你这个东西，所以我就下定决心要把新技术开展下去，后来发现人家院士也支持开展新技术，新技术开展的结果就是争取到了三级国家实验室。原来的实验室由于一些原因没了，最后好不容易争取到了，经历的困难让人难以想象。保住实验室之后，队伍就开始扩大，儿科实验室从 0 开始到 2 级再到 3 级，是我亲手创立起来的，后来陆续建立了一个又一个重点学科和重点实验室，也建立了 ICU。那时候医院的 ICU 刚刚成立，儿科要建 ICU 的话需要房子等资源，本来很难弄到，但是我抓住了一个机会，在领导视察医院的时候提出了这个困难，局长当面表态给予批复，所以儿科的 ICU 建设从 2008 年就开始了。ICU 可以治疗重症患者，非常重要，可以提高中医的知名度以及影响力，它带来的后续效应很大，最直接的影响就是在治疗重症患儿时可以获得家长们的信赖，从而使人们相信中医，也愿意到中医院治疗。

以中医命名的儿科医院到目前为止全国很少，这是因为国内中医学者一直倾向于给儿童看轻微病例，不太敢尝试疑难杂症和重症，也就难以发展，因此我强烈建议医院建立 ICU，虽然病例少，消耗大，不太经济，但是 NICU 给全院展示了中医的医学技术成果，也给中医院的医生们提供了治疗重症患儿的底气。此外，我们是省内最早开展小儿肾脏项目的，其他医院 5 年、10 年以后才逐渐开展，此时我们都有小儿肾脏的国家实验室了，这样能够永远走在别人的前面，也就能更好地发展。现在在全国中医儿童领域我们还是领跑者，但是不敢说永远都是领跑，所以大家千万不能大意，一定要继续努力，以后医院的发展要看大家的。

开展新技术除了要有自己的方向并对其保持信心外，还要在特色中扩大吸引力，也就是说要继续突出中医的优势病种，强化治疗疑难病种，这个可以说是 30 年来我们做得比较好的。各个科室都要把自己的优势病种总结一下，每年我都要给各病区主任开两次会议，梳理一下工作思路，其他的会议我一般不去参加。但是即便我退休了，这个工作也要继续开展下去，定方向的会议我是一定会参加的，让各个病区将其病例病因归纳总结，病区与病区之间互相也有竞争。比如感染与呼吸之间，呼吸道问题有的时候病因是感染，感染问题里面也可能有呼吸道的问题，这些病种大家都会看，在接诊时就会存在各种各样的问题，这就要突出自己的优势，把自己的优势病种找出来，给病人更专业的指导。刚开始可能不太习惯，但是有了一定基础后，不同病种的病人由各自擅长的医生来治疗，效果会好很多，医生和病人的目标也会更加明确。常见病和呼吸道问题找不同的医生来解决，在感染和呼吸道问题均有的时候就要侧重某一方面治疗且要根据病房空缺进行实时调整。也就是说，治疗某一种病就要站在它的病种角度选择适合的医生去治疗它，刚开始没病人来的时候，治好每一例就可以吸引更多的病人来这里看病，有时候做好一个病例甚至可以影响全国对于此类病种的治疗。现在医院的门诊分得很清晰，哪种病找哪个科室哪位医生，找我的那些治疗呼吸道问题的病人，我就说我不看这种病，去找呼吸科室，他们是这方面专家。医生互相把病人推荐到适合治疗他们疾病的科室去，这样优势病种逐渐就发展起来了。各个科室还应该开展特色项目，比如儿科的推拿按摩技术现在发展得就特别好，推拿可以辅助治疗肾病，这个我认为很好。现在各个病区也都在做各个病区的特色项目，这都很好。

此外，节假日期间儿科的医生也要更加努力，因为节假日病人来自全国各地，具有更高的学习价值。节假日病人多了，会选择年轻医生来坐（门诊），一方面是因为年资高的大夫需要去参加各种大型的学术会议，制定国家标准；另一方面也可以给年轻人更多的治疗机会，提高他们的能力和经验。现在很多老师都已经退休了仍然在周末抽出时间来医院坐门诊，一方面传授给年轻医生经验，另一方面可以缓解周末病人过多的压力。如果不是这些老专家，医生会更累，因此我们需要尊重他们，敬重他们，吃水不忘挖井人，好好向他们学习。只要我在，就不会排斥他们来医院会诊，老专家们是国家宝贵的财富，同时具有一定的社会影响力，我们需要发挥他们的优势，在社会中进行宣传，不仅要宣传他们的高超医德医术，还要讲传承。人们对老专家非常信任，如果一个科室没有老专家坐镇，很难使人们信服。我以前会诊的时候都是和很多老专家一起去，不仅有更大的权威性，还能更好地治疗疾病。中医一定要利用好老专家这座宝库，学习他们的知识，以他们为榜样不断学习，同时要借着他们的名气让人们对中医更加信赖，这样才能进行长远的发展。此外，还需要注意统一管理，来解决周末医生过多，设施资源分配不足的问题，可以让老专家和年轻专家分批次治疗，他们会有不同的想法，可以从多角度治疗，这样会有更好的效果。

建设一个重点专科还需要有很好的规章制度，尤其是奖罚措施，一定要建立在具体的数据上，并且严格地执行。这样可以约束医生的行为，让医生们注重技术和能力，以病人为重。因为人太多，管理起来会有一定的难度，所以要秉公办事，即便得罪人也要坚持公正的原则，淘汰那些医术不精、医德缺失的混子医生。我也因此得罪过人，但我并不后悔，只要秉公办事，堂堂正正就绝不会后悔，以工作能力定好坏，不讲什么客观因素。如果你什么都做不好，不好好工作就会受到惩罚，但是如果工作做得好，即便有一点不注重礼仪等小问题也是可以理解的。此外在制定政策的时候要双向选择，主任选大夫，大夫选病人，病人选择你来治疗，你就上，不选你，就上交给其他医生，这个都是事先说好的，也必定会落实，结束后不要有人来求情，不能为任何人破坏了制度，这种管理方式也已经获得了领导的支持。

除了执行制度要严格外，各个医院还可以实行多劳多得的规章制度，即便是公共服务之类的，如给科室整理资料也应该计算功劳，毕竟每个人有每个人的优势，在年终的时候按照各人的贡献给予奖励，这样可以使医生们感觉自己的工作得到了认可，自己的付出也获得了应有的回报，大家都很高兴。此外也要听取他们的意见，一些艰苦的工作，如值夜班等也应该被考虑到。既要保证医生的基本利益，也要在此基础上给予工作量，分配任务，多劳多得，每年对学术成果和工作量进行排名的同时，公布前十名以提高积极性。现在高学历的孩子们都有上进心，不需要天天拿鞭子去鞭策，要用奖励的办法来提高他们的积极性。还要注意严格地执行财务公开、工作量公开等制度，最后按劳给予奖励，让大家感觉公平公正。

对中医优势病种的选择我就简单讲一下，因为在座的有些是管行政的，可能对这个兴趣没有特别大，我们搞业务的人员一定要瞄准国内外先进水平，不断地向前沿水平看齐，既要看到本省也要看到全国的发展，要认识到他们的优势与不足，并根据全国同行业的优势来发展壮大自己。儿科肾病专业能走到前面并获得别人的认可，这是因为当时西医肾病专业青黄不接，年轻的医生出国了，年长的医生生病了，我们就趁着这个空档期发展了起来，实验室也随之建立了起来。很多病都是有前景的，趁着没人研究，你赶紧研究，研究之后你就是第一，一定要有胸怀和勇气来发掘新的病种，形成自己的优势病种，关于这些，老专家们做得（就）比较好。曾经一附院有个老专家努力钻研优势病种，后来接他班的主任认为这个病太麻烦，遇到的困难比较多，就给弱化了，到后来就没有了，以后再想补回来也难以补上，所以一定要注意保留老一代的先进思想，在明确重点发展方向的同时，注重发展重点病种，开展相关的研究。

选择重点病种的依据。第一个是常见病种，此类病种支撑着门诊量，比如孩子感冒、发烧、肺炎及一般的哮喘等，这些常见病病因很多也很复杂，正是我们要研究的。第二是慢性疑难病，要意识到哪些慢性病和疑难杂症是优势病种。第三是病毒传染性疾病。现在抗病毒药物不少，中西医都在研究，但中医具有一定的优势，国家的政策也向此倾斜。在这方面中医有自己的治疗特色，还有老一辈人的经验，这些已经很成熟的东西不要随意废弃，注意创新不是标新立异，而是要利用宝贵的资源，在传承前人经验和思想的基础上创新发展，再攀高峰。

优势病种的研究还要考虑经济价值。现在国家自然基金要做机制的研究，必须要有很好的临床经济基础。首先就要看制定的方案和处方有没有临床研究的价值，有没有多中心研究的意义，如果没有就不会审批。这个是从去年才开始的，所以现在中标越来越难了，就是因为要看有没有临床经济基础，不能再随便拿个方子就去报课题。

中医具有优势的疾病往往是西医没有治疗措施而临床证明中医有效的，或者西医有治疗措施但是有不良反应的病种。就像肾病用激素是有效的，但激素的副作用很多，这时候配合中医治疗就可以降低或避免副作用，做这种类型的研究完全可以。除此之外，西医有治疗方法但疗效不佳的病种也是很好的切入点，这都是老专家的经验。一定要重视当地医疗资源的状况，从薄弱的地方下手，跟在别人后面，做得再好也没什么用。

另外，我们既要懂学术也要懂政治，一定要重视国家重大疑难疾病的防治策略，认清国家导向。国家近年要对重大疑难疾病制定基本治疗方案，其中病毒传染性疾病是中医的一个切入点，所以这时候的发展方向要考虑到这个方面，容易中标。病毒传染性疾病百分之七十以上表现为感冒、咳嗽、肺炎、支气管炎等呼吸道疾病，这些永远是最重要的疾病，从新中国成立以来就是这种病人的数量最多。尽管现在都让下放到基层治疗，但郑州市也有几百万人口，治疗难免有不尽如人意的地方，而西医用于抗病毒的药物也比较少，这恰恰就是中医的优势所在，国家现在也高度重视中医药在防治病毒传染性疾病中的作用，那这就是研究问题的切入点。

但是中医要实事求是地面对疗效，不要胡吹，治疗效果明显不好的时候过度吹牛就容易让人瞧不起了。还要针对具体病症具体分析，可以从合并症、严重并发症等问题中找切入点，这就要求我们对不同的病要有很好的把握，对于每个病的每个阶段都要好好了解。有时候轻症可以治疗，重症很难治疗，不能说什么病都可以用中药拿下，容易闹笑话。要面对现实，有的病过程很长，在某个阶段可以解决，在其他阶段就不能解决，这就要求我们对各个疾病及其轻重型有一个明确的理解，否则可能吃官司。国家儿童用药协会在全国有50多个专家，都是大专家，和他们一起交流让我感受到讲话要实事求是，要严谨，不然会带来不好的影响。他们其中有些人原本对中医有很多的看法，甚至有的是看不起中医，当时我作为河南的中医代表也感觉到了些许的歧视，好像我是在搞假冒伪劣产品一样，但我在学术讨论上积极发言，明确表示了自己的观点和优势，让他们心悦诚服，所以最后在选代表的时候，西医们也一致推荐我。

我们现在主要做的就是分清中医的优势病种，其中哪些有替代性，哪些是需要和西医联合、协同增效的，都要搞清楚。哮喘是中医的优势病种，轻症可以用麻黄汤等治疗，对哮喘咳嗽很有效，这也是以后发展的一个方向。此外，还有耐药菌感染的治疗，耐药菌的增加是不争的事实，但同时也给中医带来了机会，关于耐药菌的问题在国际上都是一个令人忧虑的问题，未来再多抗生素也不管用怎么办？耐药菌种越来越多怎么办？这都令人担忧。耐药菌现在是整个国家甚至整个世界面临的挑战，中医可以由此着手发挥自己的优势来解决这个问题，历史上也有好多中医治疗耐药菌的例子可以供我们借鉴学习。

我在临床方面有几十年的经验，这是我一直参加各种门诊、联合会诊、基层值班、查房等积累的结果。查房对经验提高特别有用，只可惜现在太过忙碌不能继续下去。做医生一定要有临床经验，儿科肾病病区原来专攻紫癜肾，因为那时我拿了两个国家科技支撑计划课题，病人都慕名而来，但随着临床经验的积累，后来也逐渐可以治疗其他的免疫性疾病了。现在整个一附院省外病人最多的就是儿科，不仅肾病，治疗脑瘫方面也很出色，这两个优势病种吸引了全国病人，所以只要把临床做好，就可以吸引来自全国各地的病人，中国人多，发病率也高，只要选对病种，就有很多事做。

另外，经过多年对中医临床经验的思考，我认为治疗疾病时一定要病证结合。要想突出自己的优势，就要搞好西医的病再结合中医的证，病证结合来治疗疾病。中医需要传承，看病时要注意中医思维的应用。原来上大学时我对中医也不太相信，但现在我对中医非常虔诚，在用中医处方时很注意君臣佐使、药性和剂量。诚然，中医有很多宝藏需要去挖掘，但作为中医医生也一定要适当地知道一些西医知识，西医的知识也必须要懂。那时医院要搞经典病房，我说做是一定要做的，但是要注意，只懂中医不懂西医的人不能进经典病房，因为没有识别重症病人的意识，病人有问题了要能够及时发现，及时处理。中医虽然有特色，但是如果重症疾病治不了也不敢去搞经典病房。经典病房必须在严格的监控下进行，避免事故的发生，要准确地辨别出哪些是中医能治疗的病例，哪些不是，这也是我基于多年的临床经验得出的结论。要搞好中医，必须要懂西医，因为现在面临诊断、写病历等工作，如果诊断都搞不出来就容易吃官司。此外，搞科研拔高也一定需要有西医的基础，现在著名的院士都具有良好的西医基础和西医背景，这样他们才能更好地做研究，做大事。以前西医看不起中医，但是在国家政策出来以后，中医的春天来了，西医以后不能随便开中药了，而且以后可以给西医讲中医的东西，但要注意实事求是。总之，治疗疾病时要病证结合，中西医结合。

保健也是中医发展的一个很好的模式，随着人们生活水平的提高，不能光治病，也要注重保护人们的身体健康，防止疾病的发生。做某个病的保健，同时也在发展保健专科，先让病人感受一下，病人评价说很好。在这种体验模式下参与保健的病人群体就会增加。当然，中医的预防保健和西医也有区别，病人也会有多种治疗感受，在此不再多说。

对于为什么要开展中医临床科室分化，在临床上已经可以看到未来会进入学科分化和专利研究的空间。内科已经分化完成，有了呼吸、消化、心血管等学科，但是很多学科还没有分，现在外科也在分科。针推原来只是一门课程，现在成了一门专业，针对不同的部位采取不同的治疗方法。天津一附院的针推为什么那么好，就是因为他们细分之后疗效提高了，另外病人也对推拿、针灸等中医特色的治疗方法有了不同的感受。对于省级三甲医院来说，未来如果对患者治疗不专的话将会面临很大的挑战，所以不同的科室也要进行分化，分化出不同的病种，搞出属于自己特色疾病的治疗方法，这方面就介绍到这里。

下面，我主要介绍一下儿科的情况，我接手儿科时是在1999年，当时只有25张床，病人还没医生多，矛盾很多，思想也不稳定，当时就只有2万~3万元的收入。经历8年的专科建设，到2007年有了17万门诊量，215张床位；2018年就有了45万门诊量，现在有50多万门诊量，开放床位是630多张。2004年的时候就有1000名病人出院，2009年的时候4000多人，到现在16 000人出院，收入从原来的0.1亿到现在的2亿，有了几十倍的增长。另外在学术发展方面，在2018年仅仅一年科研立项就获奖9项，专利4项，出版著作8部，发表论文100多篇，其中SCI论文10篇，核心20多篇。另外，在这两年一共拿了8项国家自然基金，国家重大项目今年年底也就要结题了。

专科发展不只是增加了临床经验，也为学术带来了发展。现在一附院不仅是河南省还是国家区域诊疗中心，据我所知，这实实在在是靠评分，靠各项业绩，各个教研室打票，最后总分全国第一名，说明全国都认可。当时让我去当儿科组委会的副主委，这种事情以前想都不要想，拿个主编都很难，但最近一下拿到了三本教材的主编，又获得了国家大项目，创立了里程碑。现在在全国儿科领域大家也很认可我，西医儿科行业对河南中医药大学一附院的儿科也很尊敬，这样再累再苦我认为也很值得，这就是专科发展为学术发展带来的益处。

总结一下今天的内容：我认为临床发展重点专科有赖于特色病种的建立，每个病种都可以进行中医的预防保健，另外中西医结合建设可以提高疗效，促进学科专科的发展，重点专科也一定能带动医院学科以及学术的发展。

现在我们的儿科是一整栋楼，大家可能去过，门诊一栋楼，装修得很漂亮。有300多人，医生有100多人，实验室人员、治疗师及护士等共有100多人。目前有几十个博士，儿科博士还很少，才刚起步，但我相信儿科还会继续发展。谢谢大家！

主持人：谢谢丁老师，丁老师是一位成功人士，大家可以看到丁老师的全国儿科区域建设诊疗中心就是一个很大的成功。从丁老师的视角回顾，从25张病床发展到639张病床，她这一路走来，从做人做事以及管理方面的逐渐发展，以个人的影响带领团队建立重点专科，这一步一步的经历，对我们推心置腹地讲解，对（大家）真的是言传身教。丁老师讲得是毫无保留的，相信在座的各位主任肯定能从中吸取到老师的很多经验，今天在座的各位主任来听丁老师的讲座，真是很幸运的。非常感谢丁老师无私的讲座，下面再以热烈的掌声，感谢丁老师带来的报告。好，今天的会议到此结束，散会。

（2019年中层干部综合素能提升培训班，河南中医药大学第三附属医院，2019年11月4日）

扫码看讲座

第二节 中医药在儿科临床保健中的特色和优势

尊敬的各位专家，大家好！

在座的很多元老都是我的老师，很荣幸能在此和大家分享一些自己的经验。据我所知，在座的很多专家都是来自临床一线的医生，我今天讲座的主题，看起来是宏观的，但实际上和临床紧密相连，与临床医生都有关系。通知我讲课的时间很紧迫，再加上最近各种各样的因素，我实在是不知道给大家讲什么主题。正好有个妇幼保健大会邀请我讲儿童保健的特色优势，但是由于某些原因，我没有参加，所以我今天就把儿童保健这个主题拿到全国大会来讲，接下来步入正题。

随着现代医疗事业的不断发展，儿童医疗保健服务已经初步形成了系统化的医学防控体系，但是如何利用中医药方法来防治儿童疾病，发挥中医药在儿科临床保健工作中的特色，这是需要我们进一步关注的问题。我们的儿科教材一直都特别重视保健，尤其在汪老师做主编以后，对于保健更加重视，但是在临床工作中，是否充分利用了儿童保健的优势，这需要我们深思。西医也看到了中医保健的优势，纷纷向我们学习，我有幸参加过西医的妇幼保健大会，也给他们做过讲座，发现他们对于保健的积极性比我们还高，非常热衷于把中医的保健方法应用于临床，并且开展得非常好。比如浙江省东阳市的一个西医院派了一批人到我们医院学习了1个月，回去以后就开展了儿童保健，他们现在发展得比我们还好，我们中医如果再不努力，就要被甩到后面去了。接下来我将从三个方面给大家进行汇报。

一、儿科临床开展中医保健的思路

临床医疗与中医保健结合是未来医学发展的理想模式。现在的医学模式已经向生物、心理、社会的三维模式转变，形成儿童医疗和保健服务为一体的综合服务体系，现在西医院都在发展该体系，而且比中医发展得好，我们应该看到这个现状。该体系的服务对象，不仅仅是患病的孩子，还有亚健康和健康的孩子，患病的孩子只有 1/10，剩下的 9/10 是亚健康和健康的孩子。这种模式不仅为社会提供了优质的服务，也满足了家长对儿童健康服务的需求，是中医一个非常大的发展领域，如果在这方面发展不好，那就会非常可惜。所以在学习过程中我们该如何去思考问题，如何去读一些非常有用的古医籍就变得至关重要，刚才通过和马院长、汪老师的交流，我深受启发。中医儿科保健的历史悠久，而且日益受到社会大众的重视，它具有操作简便，不良反应少，不受场地、设备的限制的优点。在治病或体检过程中，都可以加入中医保健的内容，比如体质辨识、饮食起居、推拿、外治等，是一种有效预防和治疗儿童疾病的手段，这也是西医院发展儿童保健的原因。关于体质辨识，也是近几年我才真正体会到它的益处，之前我在其他地方也谈过，对于中医，我是 40 岁以后才有感悟，50 岁以后才有部分深入，但是在 60 岁以后才成为一个合格的中医，对中医有更深一步的理解，也是近几年才开始完全用中医的思维方法看病。

在诊疗的过程中，除了针对疾病本身的特点外，还要讲究体质辨识，它贯穿于预防保健和治疗过程中。汪老师在全国大会上讲过体质，讲得特别好，我认为中医儿童保健是一块宝藏，它实际上是运用体质辨识治疗儿科疾病的一种方法，体质辨识在成年人和儿科是有区别的，成人分为 12 种体质，在临床上儿童主要分 6 种体质。

第一种体质是生机旺盛质，该类型的体质比较好，易趋康复，用药的时候要避免过度，一定要注意中病即止，甚至八九分就可以了。现在临床确实有过度治疗的现象，对于这种体质是没有必要的。比如上呼吸道感染，西医一般不用药，或者用退热药对症处理。第二种体质是心火偏旺质，其典型特征是大便干结，性情烦躁，这样的孩子一定要禁食辛辣及肥厚食物，关于这方面从古到今都有记载。第三种体质是湿滞质，这类孩子具有虚胖、乏力、食欲不振的特点，一定要注意补气，尽管有实证的一些特点，但是不要忘记它的本质，在清热过程中一定要注意行气、补气、化湿。第四种体质是热滞质，这一类体质是偏瘦的，也是比较容易便秘的，但是它和心火偏旺质是有区别的，治疗的时候，要多用清泄类药物，饮食一定要清淡，其实这一类就是家长们所说的易上火体质。第五种体质是积滞质，这种体质的治疗是中医非常拿手的，通常患儿会出现消化道功能障碍，我们就可以用消食导滞的方法，不论是内治还是外治，效果都特别好，这一点是西医没法比的。最后一种体质是异秉质，这种体质属于遗传，易过敏体质，我们治疗的时候，一定要高度重视。不仅是儿童，成年人也有这种体质。最近我们医院有个成年病人，他得了一个儿童病——水痘，出现了持续高热、出血性水痘，让我去会诊，当时给我的第一反应就是异秉质，按西医理论来讲就是有免疫缺陷，按中医理论来讲是正气不足。后来经过询问，得知他的 T 细胞亚群低于正常值的 20% 以下，已经不属于免疫低下，而是达到了免疫缺陷的程度，这样的病人是不能使用抗生素的，最后运用中医扶正祛邪等方法，他的高热退了，最后稳定在低热情况下出院了。对于这样的人群一定要小心，这个病人有湿温的症状，我们按湿温来治，使高热退去了，这就是我们中医的瑰宝，我们在这方面要传承，也要发展。现在河南的儿科发展得这么强大，很大一个原因就是我们立足于中医，也致力于学好西医。我们中医要学会洋为中用，如果西医的化验指标低下，就可以用中医扶正来治疗，并且要大胆地扶正，我会大量地使用西洋参，甚至可以用到 30g。有现代医学做支撑，我们治疗起来心里才会踏实。

推拿外治方法尤适用于幼儿，摩腹、捏脊的方法大家都非常熟悉，主要用于消化功能障碍，治疗腹痛、便秘、腹泻等效果都非常好。捏脊除了对腹泻、厌食效果很好以外，对反复呼吸道感染也有很好的效果，它能够调整阴阳、调和脏腑、行气活血，而且在临床上操作起来非常容易，在任何场合下都可以进行，运用便捷而且有效。穴位按揉，主要治疗过敏性鼻炎，以及脾胃虚弱的疾病，它能够宣通鼻窍、调和脾胃等，这些是中医很宝贵的方法。推拿技术我们也在不断学习和开展，今年在汪老师的领导下，推拿作为一个主干课程在全国开展，这很有必要。现在全国各地都有推拿店，对象多是儿童，这也说明了推拿确实对儿童非常有效，不然推拿店也不会遍布大街小巷。现在随着生活水平提高，老百姓经济能力得到了提升，即使没有症状也会去推拿，预防疾病。作为儿科医生，我们可能更多在意的是疾病的诊断，以及用药治疗。对于推拿方面，只是让技师去操作，而我们自己在推拿方面是不过关的。我相信通过以后的培训，有了儿童保健这门课程，我们儿科医生的推拿水平会得到很大的提升。未来保健工作实在是太重要了，我们医院儿科保健有一个专科，是把以前的儿童保健及技术人员从医院重新要回儿科，同时又引进人才发展起来的，现在儿童保健呈大规模发展趋势，医院也给我们空间专门发展儿童保健。在未来的工作中，这一块工作量应该非常大，也很有前景。

临床专科重点病种应与中医特色相结合，近年来随着二胎政策的开放，国家对儿童健康的重视和扶持，使儿科临床和保健得到了发展的机会。但是儿科还有一个问题，就是儿科属于二级学科，涵盖的范围特别广，一直处于一种泛而不专的状态，这种状态虽然有它的好处，但是会影响我们未来更深层次的发展，未来进入三级学科分化和专病研究的空间更大。我们临床发展有赖于重点专科的发展，也依赖于特色病种的建立，具备一个特色，做好了一个病种，那全国各地这个病种的病人都会到你这里治疗。所以我们一定要抓特色，并努力把每个特色病种与中医预防保健紧密结合起来，做可持续的发展。

二、儿科临床中医优势疾病的选择

大部分医院都在开展常见病的治疗，但是我认为在高校附属医院，尤其是在层次、级别比较高的医院，应该在慢性疑难病方面多下点功夫。亚健康及功能性疾病也是我们中医的优势疾病。另外要注意，中医特色病种是中医疗效显著的病种，我们可以抓某一个点、某一个特色疗法，一旦做起来，就会有远大前景。浙江的王晓鸣秘书长跟我说，他们那里看湿疹效果很好，病人也非常多，一个小小的湿疹就形成了他们的特色，更何况是一个病种，所以我们要注意抓自己的特色和优势。当然也要考虑我们的前期研究基础，现在我们医院非常重视名老中医经验的传承，以前一个主任退休之后，新上任的主任发展别的方向，结果这个科室一直没有自己的特色，慢慢走向衰败，我们医院现在特别重视传承老专家的经验和理论。有些人认为老专家的方子随着社会发展已经没有效果了，但是这些方子是经过几十年的经验总结出来的，肯定是有一定的依据的，不能随意废弃。

三、中医在儿科临床有特色优势的病种

第一个是病毒感染性疾病，包括传染病。关于病毒感染性疾病，以前我们没有循证医学的证据，只知其然不知其所以然，但是这几年在马融院长的领导下，我们做了很多药物评价，而且通过研究发现，对于流感以及一般感冒的治疗，真正有效的是中药。其次是消化障碍性疾病，比如腹泻、厌食、便秘、再发性腹痛等，还有以肺炎为代表的耐药菌的感染，都是中医的特色优势病种。另外还有慢性疑难疾病，比如哮喘、脑瘫、抽动症、多动症、癫痫等。最后两个是新生儿疾病（如黄疸、斜颈等）和免疫性疾病（类风湿、肾脏病），这些都可以发展为中医儿科的特色优势病种。

下面我具体讲一下其中几个病种。对于病毒感染性疾病，主要是上呼吸道感染，中医有很多优势。儿科上感发病率高，占门诊量的 70%，西药针对病毒感染的药物较少，效果也不好，而中医从古至今治疗外感病都有丰富的经验。另外，国家和政府高度重视儿童上呼吸道感染疾病的防治，因此中医在这方面的发展前景比较好。治疗上呼吸道感染时一定要注意有没有合并症，如果合并脑炎或传染病，我们可以联合西药治疗，如手足口病，在临床上属于常见病，在门诊治疗就可以治愈。但是我们发现每年 6 月份前后，会出现很多病毒性脑炎，刚开始不知道病因，后来通过问病史以及查体才发现是手足口病导致的合并症，这时候单纯用中药已经不行了，需要联合西医的抗病毒治疗。这个例子是为了告诉大家，我们一定要找好中医的切入点，明白是替代作用还是协同增效作用，马（融）院长也正在带领我们解决这个问题。在西医常规治疗的基础上，使用中药和不使用中药进行对比，如果发现中西医结合治疗的效果好，就属于协同增效作用。

第二个是消化障碍性疾病，比如腹泻、厌食、积滞、便秘、再发性腹痛，目前发病率高，相对的中药措施多、疗效好，除了内治、外治（推拿、熏洗、贴敷等），特色技术也很多，而且易于被患儿及家长接受。因此未来在儿科消化障碍性疾病领域开展中医特色诊疗技术，有很大的空间。

第三个是慢性疑难疾病。哮喘的全球发病率在逐年增高，严重威胁小儿健康，另外病人对西药激素的依赖往往比较大，而中药在减少急性发作、延长缓解

期方面确实有很好的疗效，这就给我们提供了一个契机。但是不能认为中医可以治疗所有的哮喘，我们一定要实事求是，对于轻、中型哮喘中医的确有优势，但是对于重型一定要联合西医治疗。

在重症肺炎的治疗中如果病毒产生了耐药，西医抗病毒治疗失去了疗效，这时候就要配合中药提高疗效，减轻耐药。在重症肺炎的后期，一定要重视中医康复技术的明显疗效。我们医院发展了 PICU，在治疗过程中发现中西医结合治疗的效果很好，中医参与治疗后死亡率确实在下降。在我们的脑病区，脑瘫、康复、自闭、遗传代谢等（治疗）也发展得很好，刚才马老师讲了很多，我就不再赘述了。

新生儿疾病，主要是黄疸、斜颈，黄疸的原因很复杂，对于常见的胆汁黏稠症、轻度的病理性黄疸，中药就可以治愈，中、重型就需要联合西医治疗。对于斜颈，西医治疗方法主要是手术治疗，中医主要是推拿疗法，但是一定要尽早地干预。我们医院也治疗儿童自闭症，中医治疗的效果也很好。

关于免疫性疾病，国内发病率在明显升高，比如少年类风湿关节炎、过敏性紫癜、免疫性血小板减少性紫癜等，这类疾病有反复多变的特点，病程较长，属于国内外医学界的难题，这对于中医来说是挑战但也是机遇。我们河南中医药大学第一附属医院儿科（河南省中西医结合儿童医院）的肾病区有 2 个病区，一共 140 多张床，每年 9 月份以后，是要排队住院的。这就是我们的优势病种，我们抓住了中医的优势切入点，所以才会发展得如此成功。

虽然现阶段中医在儿童保健方面有很多优势，但是儿童保健也确实存在一些问题。比如儿童医疗保健资源严重不足；儿科服务体系不完善；儿童保健的教育和科研力量严重不足；中医药儿童保健从业人员数量太少；临床医生对儿童保健理论和实践掌握的相对欠缺；等等。这些问题我们医院也在改善，现在引进了专业团队专门负责儿童保健。总体来讲，中医保健与临床医疗结合是医学发展的理想模式，中医药在儿科临床保健的特色和优势很多，值得我们去挖掘、传承和提高。谢谢大家！

扫码看讲座

（中华中医药学会儿科分会第三十六次学术大会，长春，2019 年 8 月 11 日）

第二章　民族医药与医疗信息化

第一节　民族医药的发展现状与挑战

各位专家、同道，大家上午好！

今天这个题目是我学术生涯中第一次讲。为了顺应民族儿科发展的需要成立了这个学会，我也承担了会长的责任，我们以后要共同在民族医药方面做一些工作。实际上我对民族医药的了解根本不够，所以我查了一些资料，也做了一些工作，但相差甚远，希望通过这个学会，我们以后能够对民族医药，尤其是少数民族医药（儿科医药）有进一步的了解。未来我们也要不断进行新的定位，为我们少数民族医药做出应有的贡献。我汇报的题目是民族医药的发展与挑战。我将从以下两个方面进行汇报：一是民族医药的发展现状，二是民族医药面临的挑战与机遇。

一、民族医药的发展现状

（民族医药）是我国传统医药的重要组成部分，很多新药来自少数民族药物，在我们国家，民族医药在药学方面已经成为创新的源泉。

民族医药发展的历程就像我们中医发展的历史一样，几经波折。我国1982年才将发展民族医药写入宪法，民族医药才进入恢复发展的通道。2015年，我国科学家屠呦呦获得诺贝尔生理学或医学奖，中国的中医药及民族医药再次成为大家关注的焦点。我查了下近几年的相关文献，检索了1959年至今年（2019年）

发表在知网上的民族医药相关文献，共检索到 1841 篇文献，其中包括壮医、苗医、蒙医、维医、侗医等 28 个少数民族医药。近年来民族医药发表科研文章呈逐渐上升的趋势，其中蒙、壮、藏、侗及苗医药的文章发表比较多，文章多以临床观察为主。

在 1841 篇文献中，蒙医药共检索到 495 篇文章，涉及疾病 188 种；壮医药共检索到 479 篇文章，涉及疾病有 155 种；藏医共检索到 188 篇文章，涉及疾病共有 57 种；侗医药共检索到 53 篇文章，涉及疾病有 35 种。（相关文章特点是）文章涉及的病种较多，且较为分散；既往文献多为经验报道和临床观察，文章发表的等级相对不高，但近年来文章等级有升高趋势，开始出现实验研究、Meta 分析类，这说明我们少数民族医药的学术在发展、在进步。

1. 蒙医药发展现状

目前少数民族医药发展最好的是蒙医。昨天晚上白玉华会长也做了汇报，蒙医现在已经形成了非常规范的、系统的医学体系，有理论、有医院、有大学、有专职医生，这是他们做得比较好的地方。蒙药的种类资源很多，以植物药为主，已经多达 2200 余种，其中较为常用的有 1300 多种。蒙医的发展除药物治疗以外还有针灸、放血等，他们的特色和我们中医大多数是相近的。

2. 壮医药发展现状

壮医药是广西中医药的重要组成部分。壮医有壮医医学院、壮医医院，马会长这次专门向我们推荐了一些壮医专家。壮医目前以"阴阳为本""三气同步""三道两路""脏腑骨肉气血"等学说为自己的核心理论体系。同时壮医治疗痛经、带状疱疹、类风湿关节炎以及小儿遗尿等疗效显著。

3. 藏医药发展现状

藏医也是传统医药的分支。藏医历史悠久，有 2300 年的历史，广泛地吸收了中国、印度、波斯的医学精华。目前有学者认为藏医学体系完整，是世界上四大医学体系之一。藏医有其独特的"三因医学说""人体七大物质"和"三种排泄物"的基础理论，其特色疗法有药引子、灸法、放血、金针等传统的 18 种疗法。藏医药在治疗心血管、风湿、类风湿、消化系统及神经系统疾病方面亦有独特的优势，对胚胎学等有独创性，在几大少数民族医药发展中比较突出。藏医药有大量的道地药材，目前记录的 2294 种藏药中有 1300 多种在中医药典籍里没有记载，没有记载的藏药恰恰是以后我们研究的切入点，其中藏红花、红景天、冬虫夏草等均为藏药的代表。藏药的使用已制定了统一的用药规范，如《藏药标准》中就对 227 种中药的使用作出了明确的规定。

4. 苗医药发展现状

贵州是苗医最多的地方，他们那里的苗寨我曾经去过，非常有特色。这几年我们国家开发了很多苗药，好几种苗药已投入临床使用。苗医的"两病两纲"理论将一切疾病归纳为冷病和热病并辅以"冷病热治""热病冷治"两大治则，他们对病因的认识较为朴素，认为是季节气候和外来毒素的影响。苗族的理论体系相对滞后，从事苗医的人也比较少。在我们这次民族医药学会儿科分会会议期间，彭副会长给我们推荐了几位苗医，以往我们这里没有苗医，但在今天我们这里增加了两位苗医。苗药有很多值得挖掘的地方，现在已经逐渐开拓了市场，目前在临床上公认有效的主要是治疗传染病、跌打骨伤、皮肤外科、防毒解毒的药物及癌症方和养生方等。"万年的苗药，千年的苗医"，这句话令我印象深刻，苗药所用药物达数千种，常用者约 400 种，药物分类也非常多，这也反映了临床上苗药使用的广泛程度。

5. 维医药的发展现状

维医学历史也比较悠久，它吸收了阿拉伯、古希腊的医药之长，并受到中医药学的影响。其核心是四大物质学说，并据此创立了气质学说、体液学说、力学说等。维医诊治疾病时强调整体观和人体内外环境的统一，这些和我们中医都是非常接近的。维医治疗疾病有多种方法，对白癜风、牛皮癣、心血管疾病、糖尿病、肝胆疾病、消化及呼吸疾病治愈率很高，其中对白癜风的治疗卓有成效，享有盛名；沙埋疗法治疗关节炎、脉管炎等也有显著效果。

《中华人民共和国药品标准》制定了维药的使用标准，202 种维药被收录，其中药材 115 种，成方制剂 87 种，代表药物有天山雪莲、肉苁蓉、枸杞等。另外，维药的研究和开发也取得了一定的成绩，如"罗补甫克比日丸"等药物疗效显著，不易耐药，副作用少，但是这些药物我没有使用过，后期我还是要亲自去使用一下的。我们在搞重点专科时去乌鲁木齐参观过，当地维医的特色做得非常好。

6. 彝族医药发展现状

西昌是彝族分布最多的地方，我们去年去了这个地方，并做了考察，做义诊。它（彝族）在少数民族中相对滞后，但这几年得到了长足的发展。彝区的药材丰富，有药用植物2448种，药用动物91种，在此基础上组成了有效的单方及验方，其中四川的黄连、附子、贝母有"三宝"之称。

7. 侗医药发展现状

侗医药发展我就不能再多说了，今天有侗族的医药大家在场，我再说就是班门弄斧了，更多的内容让我们的龙教授来为大家做介绍。

8. 其他民族医药发展现状概括

瑶医药、土家族医药、哈萨克医药等都在各自的领域有一定的特色，我大概看了一下材料，瑶医药在治疗红斑狼疮和肿瘤方面有独特的经验，治疗特色有庞桶药浴、瑶圣神酒等（院内制剂和保健产品）；土家族（医药）以三元学说为理论框架，在治疗跌打损伤、断骨等方面有独特的优势；哈（萨克）医药治疗的优势病种有风湿病、胃肠道疾病、骨关节疾病，治疗特色有放血疗法、药物洗浴、羊尾油疗法等。

9. 儿科在民族医药的发展现状

民族医药诊疗经验丰富，最早民族医药是不分科的，什么工作都做，儿科在多个领域都有渗透，但是专职儿科医生非常少。而现在民族医药在儿科的发展越来越好，有相关报道称，壮医药对治疗小儿发热、遗尿、腹泻、哮喘、变应性鼻炎及消化不良等疗效显著；蒙医儿科发展也比较快，昨天白玉华执行会长也对此做了汇报，我没有想到内蒙古有那么大的儿科专业团队和学会，这很令人欣慰；侗医的推拿技术在儿科疾病的治疗中发挥着特色优势，但侗医在儿科方面的专业医生、学术队伍究竟怎么样，在资料上没有具体的反映，希望雷教授能给我们更多的介绍。

10. 发展动态

民族医疗机构现已被纳入了国家医疗体系，民族医药理论也在进一步发展，其发展基础有历史文化、理论方法、经验特色等，经验特色虽各有不同，但都有很好的临床实践基础。单方、验方都是很宝贵的财富，我们现在用的很多有效药物都是从单方、验方中提取的，比如从砒霜里提取的三氧化二砷就是从湖南一个老中医的验方中提取的，用于治疗白血病。所以少数民族的单方、验方是不能被忽视的，这将是我们以后应该去迎接、去挖掘、去提高、去推广的很重要的东西。

11. 发展现代化

国家现在提倡发展中医现代化，对于少数民族医药来讲也是如此。想要发展民族医药，那我们必须有明确的研究目标，要参与现代重要医学课题。少数民族医药别说做科研了，连基本的医疗都很难保证，所以这就涉及我们下一步的工作目标，即要怎样培养少数民族医生；另外，我们也需要有明确的研究领域，我们要做的是一个多学科、多区域的研究，各层次的研究队伍要广泛合作，如果不做跨学科、跨地区的学术合作，很难把这些好的方法（落实下去）。彭书记、王晓鸣副会长这些在少数民族地区工作的，行政职务一旦卸任后，他们将有很多的精力从事少数民族医药研究工作，也希望他们以后成为这方面的学术工作专家。

二、民族医药面临的机遇与挑战

民族医药的发展不容乐观，一是人才缺乏，特色诊疗技术推广薄弱；二是基础理论薄弱，科研机构基础条件差；三是民族医药在近代丢失太多，继承不足；四是适应现代社会医疗、教学、科研起步晚，起点低；五是国际社会对传统医药的不正当开发，有些是有效的，但有些不是特别有效，这些无效或低效药物一旦开发出来，只会给民族医药的发展带来负面影响；另外，社会上有些人对少数民族医药的偏见、西方科学文明的冲击、民族语言的弱化、传统习俗的限制、民族医疗机构的减少等都会阻碍民族医药现代化的发展。

在面对挑战的同时，民族医药发展也遇到了机遇。党和政府对中医药、民族医药的重视使民族医药迎来了千载难逢的大好机遇；天然药物的兴起也为民族医药资源的开发提供了广阔的市场空间。其次，以前国际上非常强调单体，但是现在国际医药的研究方向已经发生了改变，目前国际上普遍认为人体是一张非常庞大、复杂的网络，而中医药、民族医药就是多靶点药物，少数民族医药新资源的开发就是我们以后科研方面非常有利的切入点；另外，屠呦呦团队对青蒿素的深入研发也使我们中医药和民族医药在世界上备受关注。

对于目前的挑战和机遇，首先，我们的应对策略是建立规范的教学、医疗、科研体系，这些是发展人才和科研的基础。没有很好的教学体系，没有规范的医疗机构，怎么培养人才？在以前，少数民族医生大多是民间医生，俗称土医生，当然，不乏有的非常优秀，治疗疾病有明显的疗效，但若没有规范的体系，就不能培养出更多的人来继承和发展他们的经验，无法使"土知识"现代化。王晓鸣秘书长曾提及她们那里有一位医生治疗湿疹效果特别好，很多地方治疗不好的、非常难治的湿疹患者到她们那里（都可以治好），那位医生用的就是少数民族药物，所以民间还是有许多宝贵的经验值得我们去挖掘。其次，要突出少数民族医药简、便、廉、验的特色。最后，各民族医要在专注自身特长的基础上争取在难治病、大病上有所突破。现在临床上民族医大部分还是局限于常见病、多发病，在大病、疑难病方面，无论是从诊断还是治疗上来说都是有所欠缺的，这也是我们下一步工作要解决的问题。

另外，我们民族医药学会要落实专病组建设工作，这次的大会报告将请各个专业大学专病组的大组长来推荐讲者，大家轮流讲课，每个人都有表现的机会。刚开始时我们受到各方面的限制，安排得有不尽如人意的地方，例如，有些专病组组长负责的内容和自己所从事的专业不完全吻合，针对这些问题，专病组组长一定要有所侧重，力求与自己真正的研究方向相对应，如果不这样做，今天搞这个明天搞那个，我们永远也走不出来。希望在座的副会长、专病组组长要对自己以后的发展明确定位，我们的精力是有限的，但知识是浩瀚的，想要将呼吸、消化、泌尿等所有学科都搞好是不可能的。以往我们儿科发展滞后的很大原因就是没有明确的方向，而现在为什么河南儿科发展得好，是因为明确了方向。

目前我们儿科有 9 个病区，都是先分好了专业，然后集中精力，打造不同专业的精英团队。也就是说，只有在某一个方向持续发展，才能真正走出一条路来，无论是临床还是科研都是这样。当家人生病时，你第一时间想的是要找谁看病，你会选择"万金油"大夫还是专科大夫？肯定是要找专科医生，我自己骨折后第一时间想的也是到骨科医院去，虽然我们医院也有骨科，但骨科医院分得更细，踝关节、膝关节、上肢、下肢分得都非常清楚，在那里治疗会更加安心。并且当我们遇到疑难问题的时候，第一时间想到的也是专科，所以我希望在我们民族医药学会发展的过程中，能把专科专病发展好，也希望我们的副会长、秘书长、常务理事工作时能在将自身特色体现出来的基础上，进一步在某个专业的范围内进行交流、学习，希望我们每个人都能发挥自己的特长，在各自的专业找好自己的位置，发挥学科组组长、专病组组长的作用，将专病组真正搞起来，这是我们以后必须要完成的任务。

最后，希望以后能建立以产业推动科研，以科研引领产业的发展模式。现在苗药、藏药等就是代表，他们把药做起来后再把医学做起来。原来我们谁知道苗医、苗药？正是因为苗药在市场上进行了推广，以产业推动科研，科研再带动产业发展，这样的一个模式让大家逐渐对苗医、苗药有了更深的认识。对于民族医药，我们还处于启蒙阶段，对于我个人来讲也是这样，我对民族医药的工作刚入门，还没有深入的了解。下一步我想带领我们的团队、我们的专家分批、分期到少数民族地区送医送药，和企业结合起来为少数民族地区的贫困户服务，并在此过程中参与调研，把民族医药的工作做得更好，为我们全国少数民族儿童的健康做出更大的贡献。好的，谢谢大家！

主持人：非常感谢丁樱会长为我们做的介绍，通过丁樱会长的介绍使我们大家对民族医药有了更加深刻的认识。知道了蒙医的特色、藏医的"三因医学说"、苗医的"两病两纲"等一些学术思想。其实我们大家以前对民族医药的了解不是很多，通过丁樱会长的介绍，大家有一种耳目一新的感觉。最后丁会长也提到了以后发展的机遇与面临的挑战，希望在当前这种发展中医药的大好形势下、在丁会长的领导下、在全体民族医药学会的努力下，总结出更加丰富多彩的经验，再一次感谢丁樱会长的介绍。

（中国民族医药学会儿科分会换届会暨第五次学术大会，贵阳，2019年6月29日）

扫码看讲座

第二节　医疗信息化建设与中医儿科发展的思考

各位专家，各位同道，大家好，非常高兴能有这样一个机会在我们的学术会上表达一些我对于医疗信息化建设的思考。医疗信息化和我们儿科也是密切相关的，今天的话题就是我对于中医儿科信息化发展的一个思考。

随着云计算、大数据、人工智能的逐渐发展，我们迎来了医疗信息化时代的全面发展时期。全世界每天产生数以亿万计的医学数据，所有数据经过汇总、分析后可形成临床证据、基础证据、转化证据、整合证据，最终成为政策和指南建议。诚然，我们临床各种疾病的诊疗、指南建议等都应该来自确切的证据和数据，这样我们才能有效地进行疾病诊治和制定指南，当然现在还有一定的差距。可以说医疗信息化是突破传统医疗模式，实现高质量、高效率、个性化医疗服务的综合平台，也是提高医疗创新能力和医疗管理水平的必然趋势，是势不可挡的。所以我认为在我们儿科学术会上和大家交流一下信息化的发展非常有必要。我将从以下五个方面来进行介绍：

一、国外发展的现状

目前，医疗信息系统的标准是 HL7（Health Level 7），这是国际通用的，其会员在两年前就已经达到了 1400 多个，目前更多了。1996—2016 年，美国医疗信息化的本土标准就已经制定完成了；至 2017 年，英国的医疗体系完成了信息化建设，国民健康数据全部联网并由国家统一进行管理，数据的安全性很高；自 21 世纪初，德国的远程医疗系统就进入了普及阶段，而至今我们的远程医疗系统也只有极少数的单位在进行，且开展得也不是太好；另外，截至 2017 年，日本中等规模以上医院的电子病历普及率已经达到了 80%，与之相比我们现在三甲医院没有问题，二甲医院也普及得差不多，但二甲医院以下的一些基层医疗，恐怕是做不到的。

二、国内的发展现状

四川大学华西医学中心是我们国内第一家循证医学研究中心，它引导国内中西医开展了临床应用评价，近几年也开展了中成药临床应用评价，河南儿科新生儿黄疸的中成药评价就是由华西医学循证中心来进行的，他们经过严格的筛选评价后提出意见，这一过程非常规范。上海交大附属的上海儿童医学中心在2015年以前就建立了智慧档案，在2015年还荣获HIMSS（美国医疗卫生信息与管理系统协会）亚太地区最佳信息交流技术成就奖，这很不容易。我们中医院校建立信息中心比西医晚，目前上海中医药大学成立了中医药临床数据中心，该数据中心是为国家重点专科建设服务的，它集合了全国中医重点专科的临床数据，可以检索到有多少病种，轻重病人有多少，等等，而我们医院特色病种多，疑难病例多，重点病种多，医疗手段、技术开展水平等在全国儿科都是名列前茅的，可以说河南中医药大学儿科能成为国家区域治疗中心，和这个中心的数据不无关系。

从医疗信息化来看，大概分为三个阶段：第一个阶段是医院管理信息化；第二个阶段是医院临床医疗管理信息化；第三个阶段是区域医疗卫生服务。但是，在我们国家目前只实现了前两个阶段。医院管理信息化，简单来说，是医院层面的信息化管理，如有多少床位、多少科室、多少行政人员等；医疗管理信息化就是病人诊疗信息的管理，如有多少病种、多少疗效、多少病案等，这两个阶段我们都实现了，但是，整个区域医疗卫生服务还没有做到。总体来讲，医疗信息化需要医院信息化、教学信息化及伦理信息化，这些都是和我们医疗工作密切相关的。另外，整体信息化的程度，西医院校比我们中医类院校发展得要早要快，国外的医疗信息发展比国内发展得要早要好。

三、未来中医医疗信息化建设的目标

第一个是循证中医药学理念下的临床研究内容。循证医学是大半个世纪以来国内外非常推崇的一种科学研究方法，人工智能技术也是我们必然要实现的一个目标。但是，在推崇循证医学的前提下，我们也要考虑中国的特色、中医药的现实需求，和未来的方向、未来的需要。作为儿科来讲，循证中医药学理念下的研究任务是哪些呢？第一是要开展中医儿科系统的评价研究。第二是要开展儿科循证中医药学方法的研究。第三是要开展中医儿科证据转化的研究。第四是要开展儿科中医药优势和作用规律的评价研究，我们有哪些优势病种，对于优势病种有什么样的治疗规定等都需要我们进行系统化的评价，不是凭口头说自己有效就有效，而要拿出证据。现在我们医院过敏性紫癜、紫癜性肾炎的数据在全国应该是最多的，疑难的紫癜、紫癜肾病例也比较多，但我们在对疑难病例的评价研究方面还远远不够。例如，我们医院接诊的初发性过敏性紫癜的病例很有限，多是复发病例，而且是反复复发，那如何制定标准来证明反复复发是难治性的呢？虽然现在我的学生都在给我记病历，但是真正在做科研、做数据的时候，单靠病历是体现不出来标准的，难治性病例的数目在病历上也是无法提供的，所以想提供数据很难，这是因为原始的病历没有设计好，能拿出来的有用的数据很少，语言叙述也只能说明病情变化过程而没有确切的数据。这就需要我们以后在医疗过程中强化自己的意识，要有数据观念，注意语言叙述和信息化相结合，怎样能把病历用信息化的东西体现出来以给出更多的数据证据就是我们下一步要做的。第五是搭建国际儿科学术交流平台。现在西医儿科和国际交流很频繁，但我们中医儿科和国际交流很有限，也不能说没有，像脑瘫和国外就有联合，我们实验室在过敏性疾病方面和美国也有联合，但做得很粗浅、很有限，未来我们需要有更多的国际交流，这样才能在同一个平台进行发展，否则信息不对等，我们很多东西拿不出来，就不能在国际上进一步发展，这将会是很大的问题。

四、真实世界理念下的临床研究

真实世界数据来自真实的医疗环境，反映实际诊疗过程和真实条件下患者疾病变化和健康状况，主要体现的就是"真实"两个字。要注意的是，海量的数据和信息不等于证据，即使都是真实的数据，但有些是没有用的。真实世界的研究必须围绕相关科学问题，基于真实世界的数据，综合运用临床/药物流行病学、生物统计学、循证医学、药物经济学等多学科的方法和技术，整合多种数据资源来开展，不能随便用数据往上堆积，这样最后什么也做不出来。评价一个科研还要评价你的方案、疗效、安全性和经济学，就经济学来说，西医治疗花了1000块，中医治疗花了5000块，最后治好了，你说用中医治得好，但是增加了病人的经济负担，这样还是不行的。我们力求在最低的经济负担和相对较低的风险下给予患者最优质的治疗。就拿重症紫癜来说，西医会用血浆置换这些很高级别的医疗手段，花费、风险比较大，而中医若能用很简单的方法控制住病情，虽然疗效可能不是100%，但能达到80%；或者治疗效果在一定基础上能优于西医，这才可以说是好的治疗、好的科研。当然这些评价需要证据，而这个证据就来源于信息化下的大数据。

真实世界大样本医疗数据需要什么来支撑呢？首先是生物医学数据，生物医学数据就是各种医疗标本。例如，中医治疗肾病效果好，那尿检、生化、免疫指标有没有变化，这些从始到终都要在监控之下，要能提供确切的数据。以前按中医理论说，水肿消退就是治愈，现在不是那样，我们一定要有生物学数据，用各方面的指标来体现是否好转、病情有无变化等，所以说，做科研不容易，有效与否，人家用系统就可以查你的医疗数据，造假是不可能的。现在发表国际论文，所使用的数据、引用的文献等一查就查出来了，非常严格。以前由于各种原因没有信息化，现在病历都信息化了，直接就可以查得到，甚至连修改的痕迹都能找到，所以数据会更加真实。另外还有医保的数据、临床大数据、专门为研究收集的数据、健康档案儿保数据、公共卫生信息及社交媒体信息等来支撑着整个真实世界大样本医疗数据库。例如，今年的新冠肺炎发病率就能通过公共信息平台查到，尤其是我们国内医疗防控做得非常好，所以各个地方发病率到底是多少、各个医院有多少等通过信息化都能采集到。现在国外也是，只要到医院就诊，病人轻的多少，重的多少一下都查出来了，这是非常好的。当然医疗大数据的搜集也需要建立在处方数据、电子病历、住院记录、注册临床数据、RCT数据、患者自主上报的数据等比较完善的基础上，才能更加真实，更加完整。现在RCT数据需要注册了，国家"十一五""十二五"项目我们都在美国临床试验注册中心上注册，不注册发表的东西也得不到认可，甚至无法上传。

真实世界理念下的儿科临床应用主要有四个方面，一是评估患儿的健康状况、疾病及治疗过程，这些是需要在病历当中有体现的。二是评估防治结局，比如说紫癜的复发率是多少，未来10年及以后有没有肾脏损害，都需要信息化的东西来支撑，你觉得或者我觉得发病率是多少，那是没有用的。以前我们的流调都非常局限，如果以后信息化能够实现，到处都有你想要的医疗数据，那我们总结一下就可以了，但现在要真正能实现太理想了，因为里边有很多问题还没有解决，在此不再详说。三是评估预测患儿的预后，这也是我们未来要通过信息化实现的。四是支持儿科医疗政策的制定。

如果能实现这些大数据的搜集整理和分析，那么疾病的治疗方案、疗效评价、近期及远期预后将一目了然。但事实上，我们能马上做到吗？不是的。我们现在还存在着很多问题，第一个问题是医学数据共享难度大，因为现在不同医疗机构和组织的信息化软件不一样，数据格式不同，所以无法对各个领域的医疗数据进行联合分析。第二个问题是各区域间医疗水平差异很大，信息化程度也不同。最近医院搞医疗培训，我们的医生都知道基层医疗服务、治疗水平、治疗方案都非常有限，所以将他们对于治疗方案是否有效的标准和省医院的放在一个平台上很难。他们对疾病的诊断是否到位、方案是否合理，我们该如何统一来评价，这非常困难，所以也就形成了一个个信息孤岛，各自为政，没有一个完整的、统一的医疗信息平台，是一个很大的问题。而这个问题的来源也就是我要说的第三个问题，即各地医疗水平相差很大，医疗数据的标准也很欠缺，没有统一的疗效评价体系。比如我说蛋白尿减少到（＋）就算显效，你说减少到（＋＋）就算显效，没有统一评价标准，尤其某些量表里面存在评价差异，或者不是同一个人的评价就会存在差异，等等。其中最为突出的就是化验单问题，例如，一个实验室对于一个检查出现了四个指标，国际上对于血小板的统一标准是 $100 \sim 300$ 万 $[(100 \sim 300) \times 10^9 / L]$，而我们的医院有一段时间却出现了最低 100 万的，125 万的，156 万的，186 万的，这个标准就不在一个平台上，如果离开化验单，只记录了他的数据，这次较上次明显减少了那该怎么来评价疗效呢？这都是非常大的问题，不是我们医生能解决的。第四个问题是儿科医学信息化人才的缺乏。懂医疗的不懂信息，懂信息的不懂医疗，两者脱节。在我们临床上，既懂医学又懂信息的复合型人才太缺乏，如果有一个这样的人，不管是博士、硕士，我都抢着要，他们在各大医院、各大学科都是宝贝！所以，在座的青年大夫和研究生要注意对自己未来的规划，希望那些聪明、能力强的孩子，既要懂临床，也要去学方法、学信息技术，若都能掌握，那将来发展的机会就太多了。第五个问题是医疗信息化伦理问题缺乏监管、法律法规不健全。最后一个问题是儿科人群的特殊性决定了临床研究的困难程度，儿科治疗往往依从性差，因为要监护人签字，家长的依从性差，孩子的依从性更差，不愿意抽血，不愿意做各种配合。同时，在研究过程当中也有很多严格的限定，这给我们大规模的研究带来了很多困难。花费大、耗时长等问题也导致儿科的研究往往滞后于其他学科。

真实世界研究强调在现实医疗环境与生活条件下开展，因此研究结果更加贴近现实，儿童及家长也容易接受，但是医学数据的共享难度大，不同人不同医院对于数据的处理和认知可能都不一样，并且国内没有按照指南来实施的问题非常突出，当然，我们也应该注意指南是不是贴合临床。这一次做新生儿的指南，我们就用了好长时间、花了很大的精力来做 Meta 分析，查资料、医生的问卷调查、几轮专家共识，整个过程是非常难的，可是我们国内的指南发布更新的频率很快，那它精准吗？符合临床实际的需要吗？正因为这样，我们临床的指南经常作为样子摆在那儿，这也给真实世界的研究带来了困难。

五、大数据时代下，对于中医儿科发展的思考

第一，我们要加大医学数据的共享，建立规范的儿科信息化标准。这不能单靠我们每个医生，还需要医院层面来帮助我们实现。在临床、科研过程中，我觉得我们太需要建立一些数据库，我们现在已经把"十一五""十二五"的项目数据很好地保留下来，包括现在还在随访，这就是最宝贵的资源。数据信息不能把它丢掉，要一直延续做下去，包括病案记录都要从信息化的角度去设计，做的事情也都能够找到数据。我们平常不是说做不到，如果用心的话，是能够做到的，只是现在各医院之间怎么来资源共享，里边还存在很多问题没有解决。

第二，尽管在大数据时代下，要遵循真实世界的数据，但仍需采用循证医学评价方法，将数据转化为证据，为医疗决策提供支撑，所以临床医生、青年学生一定要注意，循证医学永远都是有用的。虽然我们要做真实世界的研究，但是

现在真实世界的研究存在很多问题，不是容易实现的，现在我们能拿到最可靠的证据还是用循证医学方法把数据转化为证据，然后为医疗决策提供支撑。现在国家最高级别的研究，虽然真实世界的也还在做，但国际上更认可的还是循证医学，更认可多中心、大样本、随机对照的研究。

第三，要想做真实世界理念下的临床研究，最关键的是要建立和完善医疗信息化相关规范和技术标准，还要按规范的标准去实施、去记载、去评价。同时，还要实现医疗信息资源共享，消除信息孤岛。另外，我认为要想做真实世界理念下的研究，首先要从我们自己的医疗行为出发，如医生在临床是否能真正做到规范用药？有些医生既开中药又开西药，西药开七八种，或者四五种，然后再来开中成药，这种不规范的医疗行为在各个层面都有。那么多药，最终有效了，那到底是哪一种药起了作用，自己都说不清楚又怎么去做研究呢？我在临床用药非常简单，纯中医治疗，当然，也不是绝对不用西药，一定是能用一味不用两味，能用两味不用三味，这样一来病人的费用也很低，所以我的医疗行为就符合真实世界理念下的规范用药行为。在临床一定要注意规范自己的医疗行为，真实地评价疗效，这是非常重要的。

第四是要强化儿保工作。儿保是很重要的环节，很多健康儿童的信息，或者有些早期病变的发生，都可以从儿保中找到。我们国家的儿保工作已经有了很大的发展，但是对儿保的工作仅限于防疫，那是远远不够的，真正的儿保是要对儿童的健康情况做调查、做研究、做评价，并和临床紧密结合起来，这方面还需要继续发展。

第五是成立"全国名老中医传承"信息平台，发挥名老中医治疗儿科疾病的经验优势，挖掘中医药临床经验及规律，建立适合中医药临床研究评价体系。现在是北京中医药大学的教授在牵头做这件事情，全国八位名老中医来输入临床数据，我有幸被选中，现在已经为这个研究平台输送了480份病历，当然这个工作刚刚起步，还需要我们再努力。

第六是要改革人才培养制度，现在如何培养临床兼通信息的复合型人才是一个非常重要的问题，怎样对本科生、研究生、临床医务人员以及中医药相关从业者进行信息化的培训也是现在和将来很大的任务。

最后是健全医疗信息化伦理相关法律，保护病人的隐私，避免商业化操作。因为时间关系，我今天就讲到这儿，谢谢大家聆听！

（中国中医药信息化研究会，北京，2018 年 11 月）

扫码看讲座

第三章 肾病风湿免疫专题

第一节 过敏性紫癜（肾炎）的诊疗现状及思考

我们国家把过敏性疾病放在中医疾病的普通病类别中，但其实是特殊病、疑难病，属于免疫性疾病，希望我们儿科专家在参与制定标准时，注意过敏性紫癜绝对不是普通病，它涉及全身多脏器的病变，尤其是肾脏。

一、发病概况

在国际上过敏性紫癜（以下简称紫癜）被称为 IgA 相关性血管炎，但在国内仍称为过敏性紫癜。紫癜已经成为临床常见的免疫系统疾病之一，它是免疫性小血管炎，也是坏死性小血管炎。到现在为止，其发病原因尚不完全清楚，可能与免疫反应、感染和一些凝血因子的缺乏有关。有些过敏性疾病同时又合并凝血因子的减少，导致皮肤紫癜反反复复，所以我们不仅需要关注过敏因素，还要关注凝血因子的变化，这是影响预后的条件之一。

在 20 世纪 90 年代，大家一直疑问过敏性紫癜和 IgA 肾病之间是什么关系。当时我在南京军区总医院黎磊石院士的实验室进修，他是国内肾脏病方面的第一个院士，我们常在一起讨论到底是 IgA 肾病属于紫癜，还是紫癜属于 IgA 肾病？抱着这个疑问我们查询了大量的资料，但仍无结果，就像鸡生蛋、蛋生鸡一样说不清楚。随着现代科学发展，这个问题逐渐明确了，2012 年欧洲风湿病联盟和儿科风湿病学会首先明确了用 IgA 相关性血管炎替代过敏性紫癜，将紫癜、紫癜性肾炎和 IgA 肾病归为一类，现在已经把紫癜归为 IgA 血管炎，也称继发性 IgA 相关性血管炎，把紫癜导致的肾炎称为 IgA 相关性血管炎性肾炎。紫癜和紫癜性肾炎的预后、发展和 IgA 肾病相似，属于一类疾病，但不能完全把它们之间的关系画等号。目前来看，二者属于有共同基因背景，但临床表现不同的疾病。比如 IgA 肾病无皮肤紫癜、关节症状，从纤维素的沉积、新月体的多少、小球节段硬化多少可以来区别二者，皮疹是鉴别诊断的金标准。国际肾脏病理（共识）认为 IgA 肾病是个良性经过，属于终生疾病，有相当一部分病人最终进入慢性肾衰竭阶段。

从我几十年的临床经验来看，紫癜肾和 IgA 肾病的发展相似。紫癜性肾炎和 IgA 肾病的鉴别有：紫癜性肾炎属于继发性 IgA 肾病，二者都是以小血管炎为病理基础，属于增生性疾病，且前期变化以及未来发展都很相似，但临床症状不同，IgA 肾病无皮肤紫癜、消化道和关节症状，也就是说 IgA 肾病无过敏性紫癜的临床表现，属于原发性 IgA 肾病，而紫癜性肾炎属于继发性 IgA 肾病。单纯的、原发性的 IgA 肾病以系膜增生为主要病理改变，继发性 IgA 肾病的病理改变可见较多的新月体形成，新月体是它的标志性病理改变。

过敏性紫癜的诊断标准，基本症状是皮疹，在这个基础上出现弥漫性腹痛、关节痛、肾脏受损的表现，除这三点外，任何部位的皮肤活检有 IgA 沉积都提示紫癜，我们国内很早就有人做皮肤活检了。以前我年轻时过敏性紫癜很少见，通常把肾炎、关节痛、腹痛视为紫癜的合并症，现在已经成为紫癜的基本症状，不再是合并症，这是很大的观念改变。现在过敏性紫癜、紫癜性肾炎已经成为常见病，紫癜性肾炎在小儿肾脏病中已经成为继发性肾病中排名第一位的疾病，以前临床上肾病综合征较多，现在（发现）紫癜肾远远超过肾病综合征。

从流行病学（发病年龄、性别、季节）来讲，任何年龄都可能发病，现在国际和国内报道发病年龄为 6 月~ 86 岁，但是好发年龄还是 2 ~ 10 岁，高发年龄为 4 ~ 8 岁。儿童发病率最高，随年龄增长，发病率下降。我们医院的病人其中有一部分病人是从儿童时期迁延过来的，还有一部分病人是到老年才发病的，成年人占门诊患者的 1/4，成年人的紫癜更难治，病程比儿童更长，相当于疑难病例了。男孩发病率高于女孩，男女比例为 1.5 ：1 ～ 2.6 ：1，一年四季都可发生，但季节性明显，"五一"后患者明显减少，门诊量明显下降；在秋冬季（全国报道每年 11~12 月，我们医院是 10 月份，甚至 9 月中旬到次年的 4 月底）患者开始增加，所以紫癜可能和自然环境等方方面面都相关，这些还有待研究。

最近 7 年，我们医院病房每年就有 15 000 多个患者，从发病季节看，最少的是 6 ～ 8 月三个月，9 月份开始上升一直到次年的 2 月，4 月份病人就开始下降，可能在座专家也有体会，每年从 5 月份开始减少，一直到 9 月份才回升，所以紫癜的高发季节在秋冬春季节。考虑发病的原因有感染、生活方式、饮食习惯、环境因素等，而秋冬、春天恰恰是病毒最多、最易发生呼吸道感染的季节，所以发病率在此时升高。另外，紫癜发病可能和环境、气候、雾霾天气等也有关系，但现在无确切的数据。

从近几年的过敏性紫癜的发病率来看，国外儿童发病率每年为（10.5 ～ 20.4）/10 万，我国台湾地区过敏性紫癜发病率是 12.9/10 万，内地还无大样本数据，但中华医学会儿科分会根据国内文献报道分析，指南中显示是 70.3/10 万，可见发病率还是很高的。2007—2009 年中国三省六市对过敏性紫癜住院病历进行统计，平均每年的住院患者达 14.06/10 万，其中 73.232% 患者为儿童，进一步核实后据此推算近 20 年有 226 万以上的孩子因过敏性紫癜住院。但是发病率很难讲，目前住院患者已达 200 多万，如果加上门诊，估计实际患者已在 600 万人次以上，说明紫癜已经不再是少见病。（我的）研究生在万方、维普、知网各个网站查了 1958—2017 年近 60 年的文献，把重复发表的文章和病历都排除后，发现虽然无大样本数据，但是从（20 世纪）90 年代中期文献数量明显飙升，近 20 年来发表的篇数占 90%，相当于前 40 年的几十倍。因为现在病人多，医生看病的机会多，报道的病例数也很多，和文献的增长基本成比例。2018 年发表篇数稍微下降，但是病例数还在增多，呈直线上升趋势。总结来说，近 15 年发表文章和报告病例数明显增多，占了整个 60 年已检索文献比例的 90% 多，反映紫癜患者 15 年前少，现在增多至上百万，发病率也是在逐年增高。

近 15 年紫癜性肾炎和过敏性紫癜的发病率息息相关，过敏性紫癜的患者多，紫癜肾的患者也会多，2012 年紫癜发生肾脏损害的概率是 32%，但是通过我们的早期干预（特别是中医干预）治疗后，肾损率下降了，2018 年已经降低到 19.24%，所以早期干预治疗对后期肾脏损害的发生与否有很大意义。当然，只有我们医院的数据不足以使大家信服，还需要更多的循证证据来证实。未来将进入大数据时代，我们成立联盟把全国治疗紫癜发展较好的医院统计出来，弄清紫癜和紫癜性肾炎更为准确的发病率，对比单纯中医和单纯西医的治疗效果以指导下一步的临床治疗。紫癜性肾炎的发病率报道不一，肾脏受累的概率是 20% ～ 80%，或者是 20% ～ 65%。国内指南上肾脏受损的危险因素有：年龄大于 4 岁；严重消化道症状；紫癜持续反复发作；血清因子 XIII 的减少等。年龄小的肾脏受累概率低，年龄越大肾脏受累概率越高，病理结果更严重。成年人肾脏损害多于儿童，学龄儿童多于学龄前儿童，所以成年人患病后，在 4 个月以内 10% ～ 40% 要反复复发，但无非常确切的数据。紫癜性肾炎是慢性进展的，将来是否发展为肾衰竭的关键在于起病情况，起病为肾病或者导致慢性肾损伤的疾病，长期发展至肾衰竭的发生率很高，这两种情况能达到 45% ～ 50%。因肾脏问题在一生中都可能出现并伴随终身，所以，要关注严重的消化道症状及肾脏病变。我见过一个患儿的皮肤紫癜最长反复发作 6 年，到第 6 年才出现肾脏损害，发病早期未查尿，一直反反复复未治好，控制皮肤紫癜的过程中出现了肾脏损害，到我们医院时已经有肾脏损害，只有肾脏损害控制后再做肾活检。现在，我们医院肾脏损害的发生率在逐渐下降，2018 年已经降到 19.42%，因为我们能够做到早发现、早治疗，在统计的初发病例中肾脏受损的发生率不到 20%，这也反映了我们中西医结合的优势。我们医院的就诊病人多，也给了我们很好的机会进行统计、分析，最后所得到的数据和国内报道相似，整个发病率、肾损发生率在下降。

紫癜性肾炎的定义是在紫癜发病 6 个月内出现肾脏损害如蛋白尿及血尿，但也有争议。北医大的杨靖云教授是《小儿肾脏病学》的第二个主编，她在 20 世纪 90 年代的一篇随访报道指出，随访的 20 个病人前 5 年尿检都正常，20 年后有 3 例出现慢性肾炎，2 例出现肾衰竭，因此把 6 个月的时间节点作为紫癜肾的诊断条件不是绝对的。有些紫癜患者若干年后再做检查时已经发展成了狼疮，我们每年都要遇到几例这样的患者，临床表现是典型的紫癜肾，但肾脏病理显示狼疮，所以一定要加强对此类疾病的认识，也就是说只要有紫癜病史，不管在紫癜发生后多久出现肾脏损害，都要考虑紫癜性肾炎。成年人确切发病率不详，死亡率较高，有 26% 容易出现关节症状、皮疹反复，腹痛少见。成年人的皮疹重于儿童，肾脏损伤率高于儿童，复发率也高，此外，成年人紫癜还分为轻、中、重三度，儿科现在还无这样的分型，只说腹型、关节型等，在紫癜进入肾脏损害时才有分级，一般将严重的皮疹、腹痛、关节痛及肾脏受累的肾综型和急性肾炎型等列为重症范畴。

国内 2009 年指南提到紫癜复发率大概是 30% ~ 40%，2016 年的指南未提及；2017 年到 2018 年的指南提及过敏性紫癜的复发率是 2% ~ 37.8%，总复发率是 19.09%，我们查了近 31 年的紫癜性肾炎的复发率是 0% ~ 40.5%，各地报告数据相差很大，现在总复发率是 14.7%；我们医院 5 年前过敏性紫癜的复发率是 18.75%，现在是 12.06%，原来紫癜性肾炎的复发率是 25.4%，现在是 12.30%，提示复发率降低。但是，通过 49 篇文章得出紫癜发病率数据非常不规范，从数据也可以看到各地情况不一，将来我们要建一个大的数据平台，把各地的真实发病情况、复发率等汇集起来，现在因为文献数据相差太大，与临床实际有出入，所以无法证实紫癜复发率有多高。

二、发病机制

西医的发病因素主要包括感染、疫苗接种、饮食药物、遗传因素等，未来遗传因素可能是我们重点研究的方向，因同样的环境、饮食习惯都出现紫癜，但有人出现肾脏损害，有人无肾脏损害，这就要考虑遗传因素的影响。紫癜性肾炎的发病机制主要以 IgA 介导的体液免疫异常为主，IgA1 沉积于小血管壁引起自身炎症反应，特别是 IgA1 糖基化异常及 IgA1 分子清除障碍在紫癜的肾脏损害中起着关键作用。此外，T 细胞功能改变、细胞因子和炎症介质的参与、凝血及纤溶机制紊乱、黏膜的异常等使机体最终出现了肾脏损害。近年可能把半乳糖缺陷

IgA1 单克隆抗体作为我们诊断的标记，更多的机制还有待完善。现在我们的国家自然基金课题也在研究这个问题，很多问题都将得到证实。

三、临床诊断及分型

2006 年欧洲风湿病和欧洲的儿科风湿学会最早制定了儿童血管炎临床诊断方法，主要诊断标准是除皮疹（必备的条件）以外，出现弥漫性腹痛（胃镜观察胃肠道变化）、关节痛、关节炎及任何部位活检有 IgA 沉积。整体来讲，此病是多系统的损害，如消化系统症状、关节症状，包括小孩的睾丸炎、神经系统损伤都可出现。曾经有一个过敏性紫癜患儿出现癫痫发作，但是紫癜病情恢复以后，各方面指标如脑电图等都显示正常，癫痫症状未再发作过，说明血管炎无处不在，但出现肾脏损害的概率最高。有些腹痛伴随着紫癜出现，有的腹痛发生于紫癜之后，但还有一种情况是先出现剧烈的腹痛，易误诊为阑尾炎、肠套叠等急腹症，待紫癜出现后就容易诊断。早在 20 世纪 80 年代，老家的亲戚半夜来找我，称孩子肚子痛得很厉害，已经连续半个月，一直按急性胃肠炎治疗，但是我发现无急腹症的特殊体征，故考虑可能不是急性胃肠炎。第二天发现腿上有几个小红点，尿常规检查示尿蛋白、潜血都是 3+，当时我们还未开展肾活检，只能采用综合治疗，后来完全缓解了，但等到他成年结婚以后，紫癜复发，这实际上是 IgA 肾病的典型发病过程。关节症状易识别，常继发于紫癜后，但有时关节症状是首发症状。血管神经性水肿也是紫癜的一个表现，一般表现为游走性。我在门诊上遇到过一个患儿，他突然出现走路一瘸一拐的症状，但很快消失，家长未在意，第二天出现皮肤紫癜，也未在意，后来全身出现水肿，此时回想是有早期症状提示的。

辅助检查可以通过皮肤活检发现大量的 IgA 沉积，也可以通过胃镜、肾脏活检来诊断，急性期行胃镜可发现胃黏膜充血水肿，但皮肤活检、胃镜不常实施，除非难以做出诊断时；肾活检的指征一般是 24 小时尿蛋白定量超过 500mg，早期肾活检对此类疾病进行干预治疗很有意义。紫癜性肾炎进展得特别快，往往在出现紫癜后 1 ~ 2 周，肾脏病理显示已有新月体形成，部分新月体已纤维化。因此我们一定要及时在早期进行干预治疗，这对预后有很大的影响。

紫癜性肾炎的诊断标准是 1 周之内出现了 3 次血尿或蛋白尿，一过性的血尿、蛋白尿不可诊断，且不能只参考蛋白定性，一定要参考 24 小时尿蛋白定量，这是肾脏科医生一定要明确的。每个星期要做 1 次 24 小时尿蛋白定量，现在出现了新的参考指标，即尿蛋白和肌酐的比值大于 0.2 也要引起重视。

紫癜性肾炎的临床分型，主要有 7 个类型，包括孤立性血尿型、孤立性蛋白尿型、血尿兼蛋白尿型、急性肾炎型、肾病综合征型、急进性肾炎型、慢性肾炎型，其中前 3 个类型是我们中医有效的切入点。现在 7 个类型中较多见的是孤立性血尿型、血尿兼蛋白尿型、肾综型（肾病综合征型），肾综型属于重的类型。肾小球的病理改变分为 6 级，Ⅰ级是肾小球轻微异常，但我们行肾活检未发现Ⅰ级病变，基本上都是Ⅱ级以上的病变，Ⅱ、Ⅲ、Ⅳ、Ⅴ级病变又分为了 a 级和 b 级，这些病变在儿科经常能遇到。

对于成年人，南京中医药大学做紫癜性肾炎的诊断和治疗规范较早，但至今为止缺乏循证证据，国内现有的资料基本上是以指南为主，儿童和成年人相比较，儿童发病更广泛，易出现消化道的症状。但儿童有自限性，有些病人较轻，不用治疗也能够缓解，但自限性比例到底有多大，现在国内外都无确切的数据，这是我们以后应该做的工作。

紫癜肾有轻有重，有些轻度血尿和蛋白尿的病人，因我们不想给病人做有创伤的肾活检，结果病人出院后一直尿检异常，再做肾活检时就容易错过最宝贵的治疗时间，所以要注意早期诊断。

四、中西医治疗现状

1. 西医治疗

紫癜的治疗方法：第一个是一般治疗，包括休息、去除致病因素等。关于休息我们一定要注意，如果紫癜量比较少，未出现肾脏损害，休息是无必要的；如果有明显肾脏损害，包括大量蛋白尿、血尿，或者有明显的腹痛、关节痛，才需要注意休息。第二个治疗方法是对症治疗，包括抗组胺药物、维 C 和钙剂的使用，代表药物有孟鲁司特钠等，虽然这些药物应用得很普遍，但是在国际上至今无RCT证据支持，我们将来可以对比一下。我现在基本不用此类药，除非紫癜合并荨麻疹或咳嗽变异性哮喘时，效果还是比较好的。第三个治疗方法也是对症治疗，主要是抗凝，包括双嘧达莫、低分子肝素钙等。第四个是糖皮质激素。第五个是免疫抑制剂，包括环孢霉素A、霉酚酸酯等。还有血液净化技术和丙种球蛋白等，国内外关于紫癜及紫癜性肾炎的治疗主要就这几种。当然每种治疗方法都有自身的适应证，抗过敏药物适用于单纯皮肤型，尤其是紫癜合并荨麻疹时；糖皮质激素主要应用于关节痛、腹痛、消化道出血、肾脏受累等，关于在肾脏受累中的使用，轻度蛋白尿及血尿，无必要使用；达到大量蛋白尿的程度，或者关节、消化道症状比较严重的时候，才可以使用，但是不能长期应用；丙种球蛋白的应用指征是消化道出血、严重腹痛或肾脏受累严重；注意过敏性紫癜合并高丙球血症时，我们必须要高度重视；血液净化技术一般不用，我在临床几十年，未用过血液净化治疗，一般都用中西医结合治疗。但是西医报道，重型的紫癜及紫癜性肾炎可以使用血液净化、血浆置换、血液灌流类治疗方法，费用很贵，而且会出现感染等风险，因此血液净化技术我是不建议过分使用的。

西医治疗还要注意饮食管理。现在都查食物不耐受，肝肠轴、肾肠轴、心肠轴等学说都提示肝脏、肾脏都和肠道有关系，脑病、孤独症等很多病都跟肠道的菌群失调有关系。早在几十年前我在院士那儿进修，发现一个青年女性对面粉过敏，吃小麦出现了蛋白尿，当时非常诧异，怎么对小麦过敏就会出现蛋白尿？现在很多病人都查食物不耐受，秘书帮我整理了上万例病例，经过统计分析发现确实跟饮食结构有关，可能个人的基因特点不一样，有些人就是对某种食物不耐受，导致内环境改变、免疫紊乱，最后发生各种各样疾病，所以要高度关注肠道功能和各种疾病之间的关系。在河南我发现鸡鸭鱼肉蛋中最易过敏的是鸡蛋，然后是牛奶，尤其是盒装、包装的饮料或牛奶。据我所做的调研显示，这些食品里边的添加剂、防腐剂及抗生素等非常多，孩子每天拿来当早餐吃。我有好多病人发病前有喝牛奶、吃包装零食的诱因，这也可能是其出现紫癜及反复发作的原因。所以我给病人交代：盒装奶不能喝，新鲜的可以喝，因为我是从那个年代过来的，在年轻的时候，我的孩子喝牛奶都用玻璃瓶、高压锅灭菌，室温24小时以后肯定坏了，而现在的牛奶放三个月甚至半年，没加添加剂是不可能的。儿童尿中抗生素含量超标也可能与饮食有关，在小孩吃包装食品比较多的情况下，会对免疫系统产生影响，不一定表现为荨麻疹，但是机体清除障碍加上有基因背景最终会导致免疫性疾病发生。

急性期的新月体用中西医结合的方法治疗后病情可得到明显缓解，后期新月体纤维化，继而出现肾小球的硬化、废弃，可能因为肾小球的血管是单向，动脉进动脉出，是二级动脉分化，不像我们心脏、各个脏器都是动脉进静脉出。肾小球无侧支循环，所以要注意保护肾脏，出现大量新月体的时候，一定要尽快行中西医结合治疗以减少纤维化。新月体是血管中渗出的细胞迅速附着在球囊壁层导致在毛细血管球外侧形成一个新月体样结构物，早期出来的红细胞、白细胞、各种细胞形成了细胞样的新月体，通过合适的治疗，早期可能把它冲开，中西医结合起来可以减少新月体形成。另一方面可能是由于出血止血机制，当大量出血时机体会反射性形成大量的纤维蛋白聚集物进行保护性止血，纤维蛋白聚集止血很重要，可起到保护性的作用，但为治疗肾脏病带来了一些问题，大量的纤维蛋白聚集以后容易导致纤维化，所以需要做肾活检来观察肾脏病理情况以确定下一步治疗方案。尽管我们可以采用中药治疗，但我们要知道病理的早期、中期、后期是什么样的，结合中医的辨证思维，将中医的原理用到极致，这时再用中药结合西医、西药支持治疗就能更有效地解决问题。

为什么我们现在要注意过敏性紫癜？因为它远期预后导致肾脏损害的情况比我们想象的严重。儿童的过敏性紫癜将来可能会导致肾衰竭，目前虽然没事，但一定要随访，反复给家长交代，要让他们知道孩子得过过敏性紫癜，肾脏可能随时出问题，所以永远要呵护孩子的肾脏，定期复查。

难治性紫癜需要积极寻找复发的因素，比如幽门螺杆菌感染、鼻窦炎、扁桃体炎、龋齿、病毒性软疣等都可能是慢性感染，抗感染治疗后紫癜未再复发，这说明了反复复发一定有诱因，需要我们去积极寻找。另外，要注意早期的鉴别诊断，可以做皮肤活检，但只有必要的时候才可以用活检技术。对于单纯皮肤紫癜，早在几十年前，西医儿科学就指出不主张用激素，可现在都在用激素，这是一个问题。单纯血尿在国际上无公认的方法，中药治疗比较普遍，西医院多选择观察，近年也有利用来氟米特（LEF）治疗血尿的报道，部分有效，我的研究生也在做这个课题，控制皮肤紫癜反复的效果并不理想。

2. 中医诊疗

通过中医干预治疗防止轻病转重，降低死亡率。早期在蛋白尿初发时能够控制单纯血尿或蛋白尿不再发展。遇到慢性肾炎类型，在儿科的治疗方案不完全一样，慢性肾炎是肾衰竭的前奏，所以临床一定要高度重视这个类型。

中医认为紫癜属于"紫癜""血证""尿血""水肿"等范畴，与外邪病毒、细菌、药物有关，早期以实证为主，反复发作者变为本虚标实，所以治疗时要注意先祛邪后扶正，注意标本、虚实。20世纪90年代肾脏病的座谈纪要上第一个难题就是紫癜肾，现在早期抗凝、免疫治疗，疗效明显提高。我们医院将其分为3个本证、4个标证，本证有阴虚火旺、气阴两虚、脾肾气虚，早期疏风清热、凉血活血，中期养阴清热、化瘀止血，后期补气养阴、摄血止血，我们将其称为"治疗三部曲"。我院紫癜性肾炎阴虚多，气虚少，气虚体质可能一发病就是气虚，但要注意三个类型都需活血化瘀。紫癜性肾炎中医治疗时凉血、止血、活血是关键。我自拟的清热止血方治疗紫癜性肾炎的临床疗效优于西医对照组，这也体现了中医治疗的优势，切入点就是刚才所提到的单纯血尿、单纯蛋白尿和血尿兼蛋白尿三型，方中常用生地、牡丹皮、赤芍、墨旱莲、小蓟等中药以凉血止血。

急性期主要是风热伤络、血热妄行两个类型，且多兼瘀血，血热妄行证最多，以实证、邪实为主。如果有外感症状，可按风热辨证；如果只有血热而无外感症状，或在发病前期有明确的外感，这时再用血热辨证，临床上往往会有明显的皮肤出血等各种出血症状。具体来讲，紫癜性肾炎早期以风、热、瘀邪实为主，如风热伤络、血热妄行兼瘀血，多见二者合并出现。如果以表证为主、紫癜量不多，治疗以银翘散为主，犀角地黄汤的用量需小；如果紫癜量多、表证不明显，治疗以犀角地黄汤为主，少量的银翘散加减。病因病机还是以风、热、瘀为主，分主次决定犀角地黄汤的用量，犀角现禁用，改为水牛角。在我年轻的时候，犀角很昂贵，使用代价较高，所以必须寻找替代品，其中水牛角给我留下了深刻印象。曾经有一个病人，因反复胃肠道出血导致休克住院，第5次住院由我管理，当时胃肠道出血量有半痰盂，抢救时使用激素、氯丙嗪等让其休息减少疼痛，抢救过来后身体虚弱，紫癜反复新出，犀角昂贵无条件服用，所以就改为了水牛角，因水牛角无粉剂，就让家属自己磨成粉，病人问服用多少量，我说"磨多少吃多少"。于是家属拼命地磨，第二天查房时，询问家属让病人服用了多大量的水牛角，家属说"让他吃了半斤不止"，听完我吓坏了，水牛角性寒凉，询问后病人诉无腹痛、腹泻，嘱其改成一半量口服，出院后病人将水牛角冲水喝，至此再也无复发，以前每年发作2次，后来再也没复发。之后我查阅水牛角的机制，发现它有很多的钙盐、胶质等成分，可以降低毛细血管脆性，保护血管，所以有效地控制了患儿的病情。

慢性期以本虚标实为主，本证是阴虚火旺、气阴两虚、肺脾气虚，标证是风热、水湿、湿热、瘀血，与肾综型非常接近，临床最多见的是单纯血尿型、血尿兼蛋白尿型，多为阴虚火旺或气阴两虚证，治疗以知柏地黄汤合小蓟饮子为主；若蛋白尿较多，用归脾汤、防己黄芪汤、无比山药丸；气阴两虚证型最多见，用知柏地黄汤加健脾药、归脾汤效果好。

恢复期多见气阴两虚、阴虚火旺。我大学时的老师（后来成了国医大师）发现一部分血尿可能属于IgA肾病类型，在恢复期应用生黄芪会加重血尿。那时医院的医生接手了一个有日本血统的病人，在找了很多人治疗后发现一应用生黄芪血尿就加重。病人舌苔按中医理论属厚腻，大便好几天一次，辨证为湿热；舌质暗红说明有瘀血，采取了相应的治疗办法后效果很好。但一旦扁桃体发炎，马上有血尿，所以考虑可能是IgA相关的，后来他身上也开始出紫癜，调整思路后按中医清热解毒、活血通络的办法，效果非常好。

另外，治疗还要注意活血化瘀。紫癜多见高凝状态，发病时血小板、D-二聚体升高，西医用肝素、尿激酶抗凝。紫癜量多时即使在出血的情况下也可以活血化瘀治疗，但需注意比例，早期活血止血，但要分清活血和破血的使用条件，难治性肾病可以用破血疗法，有血尿也可以用。紫癜肾血尿的机制是新月体的形成，早期细胞型，后期纤维化，甲强龙冲击疗效欠佳，加上肝素治疗后效果明显提高。

五、预后

过敏性紫癜及紫癜性肾炎的预后好坏主要取决于肾脏受累的严重程度，长期预后大部分比较好，但是 1%～3% 可以进展为慢性肾衰竭。预后比较差的类型有蛋白尿达到肾综程度的及合并急性肾炎综合征的，急性肾炎综合征的表现主要是大量蛋白尿、肉眼血尿、高血压等；儿童的预后优于成年人，约有30%～40% 的病例有迁延倾向，当然也根据类型决定，肾脏病理属于Ⅲ级以上者有 45%～50% 以上进入慢性肾衰竭。原来我们未开展肾活检，不知道病理类型，搞不清楚诊断，因此治疗效果不好。20 世纪 80 年代末 90 年代初时我到南京军区总医院黎磊石院士那里去进修，当时北医大王海燕、南京军总黎磊石院士都很优秀，尤其是黎磊石院士，是当时亚太地区肾脏病的主席，而南京也是我的故乡，所以我选择到南京进修。在那里我认识到了肾脏病理的重要性，回来之后我们就开展了肾活检，早期肾穿明确病理类型，从而实现早期干预。我们是全国第一个开展肾穿的中医院，现在我们的肾穿做得非常好，目前已有小儿肾脏病理标本 5000 多例，这个数量与其他医院相比还是挺多的。我们开展肾活检，研究肾脏病理属于洋为中用，了解西医的分型和治疗方案对我们会有帮助，比如肾炎反复发作同时肾活检病理为Ⅳ级以上，尤其是存在肾小球有大量新月体形成或超过 40% 的肾小管萎缩及间质中度纤维化时预后都比较差，此时就不能只依靠中医治疗，需要使用激素等西药联合中药进行治疗，如果病理属于Ⅱ级或者Ⅲ a 级病变，治疗就较为简单，开展肾活检后我们就可以根据病理类型灵活地确定治疗方案。

我们统计分析了 2013 年到 2018 年近 5 年紫癜、紫癜肾患儿的病理结果后，发现 IgA 及补体 C3 在内皮细胞的沉积、毛内增生的情况和病理分级有明确的相关性。另外，病理分级与临床上是否出现明显的肉眼血尿及肾脏损害的时间也有关系，肉眼血尿和肾损超过 8 周的病理就比较重，病程容易迁延。同时病理分级还与是否存在高凝状态及尿蛋白定量等密切相关。

六、注意随访

指南中写紫癜消退 6 个月后随访 3~5 年，我觉得应该更长时间，杨教授随访了 25 年，这个思路和举措很了不起。我们要加强随访，看看病人最终的预后及对肾脏的损害情况，随访 10 年、20 年、30 年，看看最终病人情况怎么样，随访时也一定要做好大数据的工作。

接下来强调一下治疗重症紫癜的注意事项，目前国内无重症紫癜的诊断标准。在临床上，通常将紫癜症状严重、反复发作、不能控制甚至出现了严重肾脏损害的归为重症紫癜，一般推荐的方案是先用甲强龙冲击治疗。如果出现了严重的消化道症状，比如严重的腹痛或消化道出血，多会选择用甲强龙冲击治疗。而关节症状往往是一过性的，很少重复出现，且症状往往没那么严重，未必非要用甲强龙冲击。曾经有个病人因为反复的腹痛、消化道出血，半年期间住了 11 次院，这种情况尽管少见，但临床也有，这时我们就要注意激素的减量及停用问题。因为如果过早地停药，患儿很容易在短时间内再次出现消化道出血，所以至少三五天后减量，接着逐渐中小剂量激素维持治疗。以前维持一周，现在一般一两周左右，在疾病的早期三五天就能出院，5 天后症状就能很快缓解。激素过早地停或减量太快会导致病情反复。

目前全国关于紫癜重症的报道，大部分是观察性、小样本、单中心的研究，而且集中于严重的腹痛及消化道出血。对于单纯皮肤紫癜反复发作型重症紫癜的治疗，确实是临床难点之一，虽然大部分都能解决，但仍然有极少数病人的（治疗）还是个难题。

七、雷公藤多苷

中药雷公藤是祖国医学的宝贝，将来的历史地位是国宝级的，相信它应该像砒霜（治疗白血病）一样不朽。我曾专门请在中科院屠呦呦团队的一个首席研究员给我们讲有关雷公藤的研究，并且也用 30 多年的时间开展了非常多关于雷公藤的研究，拿了很多个国家项目，还拿了国家"十一五""十二五"的课题，实际上核心的治疗药物是雷公藤多苷。前期的研究成果在以严格著称的陈可冀院士作为主编的《中国中西医结合杂志》上刊登，至今为止是国内第一篇有关雷公藤大样本、多中心、中央随机的报道。第二篇也在美国注册，希望这个数据将来能在国际上发表出去并得到认可。

对于雷公藤的研究，国内从 20 世纪 80 年代末，最早在 1987 年把它应用于过敏性紫癜，雷公藤是资源依赖性，不是化学合成的，必须靠原药生产提取，而不是化学生产。雷公藤多苷是中成药，不是西药，它在国内已经用于治疗很多疾病了，如狼疮、类风湿关节炎、过敏性紫癜等。但在 2001 年首先提出了用量（问题），其中最大的毒性作用是性腺损害，对此我们做了 21 年的基础研究和临床的随访，同时又加入中药的补肾、活血化瘀药干预治疗。雷公藤多苷说明书上"儿童禁用"4 个字导致我们临床用药非常困难，环磷酰胺对性腺损害是不可逆的，也没在儿科禁用，为什么雷公藤对儿科性腺损害是可逆性却要禁用。现在最大的困难是雷公藤禁用问题，在"十二五"项目获得批准的前后，突然宣布雷公藤被禁用，这为临床用药带来了很大的阻碍。后来了解到没有一篇有力的证据支持雷公藤多苷对儿童有多大的损害，报道也只是提及在动物实验出现了性腺损害，而我们在临床上已经做了很多关于雷公藤对生育及性腺损害影响的研究，随访时间为 12～20 多年的，研究显示雷公藤对月经有影响，会影响到近期的生育，但其最大的优点是可逆，且国际上也未说儿童禁用。有些病人未按疗程私自用了 7～8 年甚至 11 年的，最终都结婚有了孩子，而且孩子也是健康的，这一情况就引发我去做雷公藤对长期生育能力影响相关研究的想法。单说动物实验中出现了雷公藤损害性腺就在儿童中禁用雷公藤是不公平的，雷公藤便宜，骁悉贵且疗效不比雷公藤（好），患儿因价格昂贵就放弃治疗很可惜，而在美国，超说明书应用情况较多，达到了 60%，所以我找到国家药管局，说明了这个情况，药管局同意我使用雷公藤，但有问题自己负责。在国内雷公藤禁用太局限，实际上是成年人出现问题较多，他们往往用了很多的免疫制剂药后无效，最后用雷公藤时病人出现合并感染最后死亡，根本不是儿童，相当于"吃三个馒头没吃饱，吃了一个烧饼就噎死，就说是烧饼的问题"。其实我查了最早研究雷公藤的老专家所做的研究并把国内有关的现代研究都找了出来，分析后发现，雷公藤对精母细胞和精子、卵母细胞和卵子影响大，在细胞最早的骨髓干细胞阶段影响越来越小，秦（万章）教授可能在这方面有更多的研究。我们发现细胞发育越不成熟影响越小，而青春期以前的儿童性腺尚未发育，所以对学龄前儿童使用雷公藤反而比成年人更安全；在青春发育期的孩子尽量不要用，现在对青春期儿童用药很谨慎，三个月以内发现无影响才能继续使用并一定要进行长期随访，甚至要随访孩子到结婚；对成年人用药时还牵涉到对妇女月经的影响及要考虑她们的生育要求等问题。现在为了规避"儿童禁用"4个字，我们也开发了新的战场，现在在做颗粒的研究，这又是个新的挑战，如用多大量，不良反应等都需要注意到。对于雷公藤颗粒剂的工艺过程我也做了调查，雷公藤颗粒是水提的，这样制作出来的颗粒中被西医认为最可怕的雷公藤甲素的含量很低，甚至没有。现在雷公藤多苷没有以前效果好，有时候要用到倍量效果才好，就是因为雷公藤甲素含量少，以前泰州生产的含量有 20 ~ 30μg，现在国家要求雷公藤多苷中雷公藤甲素含量不能超过 10μg，有些厂家为了省事使其含量更少，所以我们只用泰州生产的多苷片，因为能保证含量。我们按千克体重计算用量，到目前为止我们随访病例中有 100 份病例都使用了雷公藤颗粒，非常有效，这给我们提供了非常好的临床资料，现在也就此在做课题。全国各地用西药激素等治疗效果都不好时，我用纯中药雷公藤就可以解决，这对临床具有很重要的意义。现在我们"十一五""十二五"课题用雷公藤开展了很多研究，从临床到基础实验，我很有信心能将雷公藤的研究达到理想境界。

针对雷公藤的近期副作用，如白细胞、肝酶异常等，我们也做了一些研究，结果发现与不用雷公藤的其他组比，两组的副作用并无差异。后来发现存在一些问题，原方案对蛋白尿、血尿未分轻重，且单纯蛋白尿未完全列入，所以我们进入"十二五"课题继续研究，扩大样本量至 500 例，扩大临床类型，对蛋白尿的轻重进行分级，还对雷公藤的量效关系进一步研究，希望通过我们这次研究在国内外提供一个高级别证据，在患儿蛋白尿轻重分级方面也提供一个循证证据。这个过程完成得非常艰苦。现在已经完成 300 多例，时间已经到期还没完成，国家看到我们实实在在地、真心地做事，答应我们延期把它完成，所以我压力很大，到现在没退休，希望能如期拿出确切真实的数据来。

当然，中医虽有效，但不是所有患者都有效，慢性病疗程长，分好几个类型和不同的阶段，中医可能在某个病、某个环节有效，我们要在其中寻找研究的切入点。目前顽固的反复皮肤紫癜、血尿都没有很好的治疗方法，血尿兼蛋白尿也没有公认的治疗方案，这都是存在的问题。我们可以找这些空档作为我们的优势点。如单纯血尿、单纯蛋白尿和相对比较轻的血尿兼蛋白尿类型是中医的优势，后几个类型不是中医的强项，但是中医干预治疗后可以提高疗效。我们把血尿兼蛋白尿和单纯蛋白尿两个类型作为研究切入点，采取大样本、多中心、随机、单盲对照的前瞻性的研究方法，在美国临床试验中心注册并开展了实验，我们第三方是中科院，最后的统计分析结果是北京中医药大学循证中心给我们第三方评价，数据是真实的。国家还制定了质量监测控制标准，我们的病历质量都是随机检查，国家可以随时来检查我们，因为我（们）每一个细节都在认真做，即使是昨天晚上通知第二天上午 8 点检查，也可以直接上电脑查每一个数据，还有些专门搞统计方法学的专家重新把原来的数据进行分析后也发现了一些好课题。通过这些研究确实也提高了我们整个团队的科研素质，关于"十二五"课题，我们是和复旦大学联合上海交大儿童医院等单位一起做的，在合作过程中发现力量强的团队都有一个具有核心力量的学科带头人，能高效团结地带领团队做事，这也让我们认识到在重大科研中团队协作的重要性。

我们的主要研究内容是进行中医和西医的对照研究，采取分层治疗方案，轻症和重症治疗方案不一样。研究显示"十一五"完成了 167 例，除了我们以外，还由江苏省中医院、北京儿童医院、南京军区总医院四家医院共同完成，结果显示尿蛋白控制率达到 48.67%，总控制力达到 74.26%，皮肤紫癜的消退尤其明显，皮肤紫癜和对照组有明显的差异，皮肤紫癜消退率达到 95% 以上。我们的研究方案是采用单盲法，实验组用雷公藤和辨证使用中药，对照组用强的松、维生素 C、肝素、双嘧达莫、模拟剂，疗程共 12 周，主要观察指标是 24 小时尿蛋白定量、尿蛋白转阴时间，次要指标是尿红细胞计数，并反复论证，优化方案，专家和我们一起讨论确定试验细节，如剂量等。这个方案在国内西医界得到了普遍的认可。

据统计，儿科紫癜肾最常见的临床类型是血尿兼蛋白尿型，达到80%，对于此型，国际上无公认的治疗方案，但是我们中医抓住了这个切入点，而且中医治疗非常有优势，国家"十一五""十二五"都在做关于此型的研究。除了血尿兼蛋白尿型外，发病率居于第2位的是肾病综合征型，占了15.8%。肾脏病理分级以Ⅲ级病变最多，Ⅲa和Ⅲb级，a属于节段性改变，b属于弥漫性改变，主要是以新月体的多少来分的，新月体在50%以下预后都较好。

八、现存问题

一是单纯皮肤紫癜不能过度治疗，疗程不能过长。因为皮肤紫癜具有自限性，所以轻症可以不用治疗，包括抗过敏的治疗，如果没有过敏指标一般可以不用。我的原则是如果1个月不出现紫癜，可以很快减药、停药，当然不包括紫癜肾。二是不要轻易用免疫调节剂，尤其是免疫增强剂，比如胸腺肽、匹多莫德，大多数应用免疫抑制剂，不要用增强剂，我们发现使用免疫增强剂后会增加皮疹反复的可能性，我专门讲过这个观点，经过很多观察发现胸腺肽等增强免疫的药物，包括百令胶囊等易导致皮肤紫癜反复，而雷公藤是免疫抑制剂，所以效果好。三是过敏性紫癜早期一定要抗凝治疗，不要盲目使用止血药，如果胃肠道出血可以临时止血。四是紫癜肾的蛋白尿评定标准分级。现在国际上都无真正的统一评价，只要50mg/（kg·d）以上就是肾病水平蛋白尿，50mg/（kg·d）以下无分级，24小时尿蛋白定量超过150mg就视为异常，但是中间的跨度很大。我们做国家项目时已经将其分为轻型、中型、肾综水平，并已经在美国杂志上发表。五是循证医学论文太少。现在回顾性的报告太多，多中心前瞻性研究太少，只有我们国家科技支撑计划"十一五""十二五"做了。发病率还无确切的数据，因人口流动非常大，所以做流调很困难，但是随着电子信息化，这些问题在未来都可以解决，我相信坚持走下去将来可以拿到更多的循证证据。目前虽然中医的治疗和研究水平还较低，但对紫癜肾来讲，我们一定要中西医结合治疗。

九、我院介绍

为什么儿科有今天的发展，我觉得从学术角度来说，要突出中西医结合理念，既要突出中医的特色，又要学好西医的知识，事实上我们目前走的路就是中西医结合道路。

中医的作用不可忽视，在康复过程中也有很多的优势。以小儿散剂及推拿等中医特色治疗为例，小儿散剂最早出现在钱乙的《小儿药证直诀》中，我们院内研制的儿科散剂效果就很好，有50多种。另外，针对脑瘫的推拿、运动、康复疗法，我们医院也在应用。

同时，对于西医开展的项目，比如肺泡灌洗、纤支镜、肾活检、肾脏病理等，我们也在开展，他们没有的中医治疗我们有。我们在这条路上越走越宽，现在西医有些疑难病人都转到我们医院，我年轻的时候经常会请西医来会诊，现在反过来了，他们经常找我们中医会诊，我们却很少找西医会诊，因为我们已经有足够的能力来应付一些疑难重症。

中西医治疗各有特点与不足，在此不再一一阐述，要指出的是在临床治疗疾病时我们越来越倾向于走中西医结合的道路，如过敏性紫癜是我们的优势病种，虽说是我们的优势病种，但不是每个阶段都有中医的优势，我们要认识到这一点，避免盲目自信，不能认为无中医治不了的病，否则只会让西医看不起我们，我们一定要清楚自己的强项和弱项，在过敏性紫癜的治疗中要坚持中西医结合治疗。我中专学的是西医，后来考入了中医学院，这样的经历就给了我很多机会去体验中西医治疗的特色。刚开始我很抵触中医，认为时代已经发展到了分子、基因的水平，还讲阴阳五行等理论，有点脱离时代发展的步伐，但是随着对中医学习的逐渐深入，我慢慢对中医燃起了兴趣，从对中医的抵触，到半信半疑，到今天我已经成为一名虔诚的中医，尽管我有西医基础，但是门诊很少开西药，仍以中医治疗为主。今天我要给大家一个建议，要想更好地发展中医，要做到西医会的我们必须要会，西医不会的我们还要会，两条腿走路，肯定比一条腿走得要快。

另外，我们在中华医学会成立了一个肾病－紫癜共同体，是由我牵头和复旦大学联合成立的，在全国的很多医院都有合作。所有儿科医生是一家人，中、西医也是一家人，希望以后我们可以联合起来做更多的工作！谢谢大家！

（中华中医药学会儿童紫癜、肾病协同创新共同体，郑州，2018 年 12 月）

扫码看讲座

第二节　基于数据挖掘分析治疗紫癜性肾炎的用药规律

各位领导，各位专家，上午好！非常高兴以这样的形式在学术交流会上和大家见面。

信息化对所有人，尤其是老专家们是一个非常大的挑战，但也是一个机遇。我虽然老了，都快70岁了，但是我很乐意在新的时代接受新的知识，来更新自己一些老化的知识以跟上时代的步伐。年轻人在信息方面比老医生强，老医生虽然有临床经验，但将来如何适应大数据时代，将其经验和大数据时代结合起来发展，这是需要认真考虑的。为解决此问题，国家建立了多个名医工作室，以求将老医生的临床经验信息化。

到我这样的年龄，一些具体的信息化方法我不会做，都是由研究生做的，但最后这些经验和结论，我还要不断地做实验去验证。今天借此机会给大家汇报一下在我的工作当中，尤其是在建立名医工作室的过程当中，怎样进行数据挖掘，这将牵扯到以后的传承工作。由于时间关系，今天我的内容将从三个方面来讲，紫癜性肾炎的现代研究、数据挖掘在中医传承中的作用，以及我关于紫癜性肾炎数据挖掘的想法。

数据挖掘是近年来随着人工智能和数据库技术发展而出现的一门新兴的技术，能从大量的数据当中提取、挖掘知识和经验。中医学是在长期大量的临床实践基础上发展起来的传统医学，因具有很强的实践性和经验性，其临床经验、思维和学术特点多体现并隐藏在医案当中。随着科技的发展，面对海量的名老中医临床医案，利用数据挖掘技术，提取知识，凝练经验，并从中发现规律，指导临床，将有利于名老中医经验知识的快速传播，所以信息化不论对中医还是西医都很重要。

我在很多会议上都讲过紫癜目前发病率很高，每年都在明显上升。中医对紫癜有很多认识，主要认为是热、虚、瘀所致，今天我将重点以紫癜为例讲一下数据挖掘在传承中的应用，数据挖掘一般是从大量模糊随机的数据当中，通过算法搜索隐藏在其中的信息的过程。通过计算机处理技术对中医学术思想及临证经验等数据进行发掘分析研究，发现其中的规律，或者个体化的辨治特征，以数据的形式客观地反映名医临床经验，用于发现新组方、新知识、新理论。对于老中医的学术思想、经验传承能够起到重要的作用。

目前常用的数据分析方法，主要包括五个方面：关联规则、聚类分析、信息熵理论、决策树、人工神经网络。以我们工作室为例，目前我们工作室的网络平台有名老中医传承辅助平台和中医传承辅助平台，这是我们从中科院购买的平台，又汲取了北中医谷书记的一些方法。名老中医传承辅助平台包括了名老中医医案、访谈、经验集、师承报告，以及视频、录音等，将这些内容进一步综合起来，实现了对信息多方面的采集，通过把名老中医的标准化术语进行汇集，然后建立深度标注模型和数据安全存储管理策略，通过医案深度标注系统和安全存储管理系统来进行数据的存储和管理。之后通过数据抽象将某些特定的术语用计算机的数据表示并将数据结构化，然后基于计算机学习、深度学习的算法模型，把"道""术"结合进行挖掘计算。这一"道术"结合的数据挖掘系统主要包括四个方面：科学的研究方法、人才培养、医疗辅助及推广应用，简单来讲，一个名中医做科学研究的部分、人才培养的思维方法及人格等方方面面都在这里面展示了，这就是"道术"结合数据挖掘系统的魅力。通过以上全过程最终建立一个网络化、开放式的研究与应用一体化的传承服务平台，我觉得这是非常高大的，但是做起来是很难的。虽然能够通过医案、访谈、经验、报告、视频和录音等来收集信息，但这些工作必须是不间断的，需要不断地照相、录音，再由名医工作室幕后团队进行剪辑，工作量非常庞大。名医工作室要实实在在去做的话太辛苦了，团队人员不仅要跟着老师，还要汇集整个名医工作室的团队经验，这个工作量不可小视，所以要做出"道术"结合的数据挖掘系统是很不容易的。谷晓红书记在这方面走在了全国前列，她在汇聚这些名中医经验之前，先了解名中医的医德医风，排除医德医风不好的，因为"道术"结合的挖掘系统所需要的是未来比较高层面的数据信息，所以在选择数据时也会先剔除不好的信息。

现在就利用系统对我个人门诊治疗紫癜性肾炎的临床用药规律进行研究，我们采纳了从 2015 年 5 月至 2019 年 5 月的个人门诊病历，主要是紫癜性肾炎患儿的纸质病历，通过纸质病历制定了严格的纳入和排除标准。我的门诊病例数很多，但是由于资料不全、病人未来就诊、失访以及受年龄、家长依从性等多种原因的影响，最终共搜集病例 356 例，严格按照纳入、排除标准筛选以后，共纳入了初诊处方 240 张，将其基本方进行频（率）、聚类、关联规则、社会网络进行数据分析，并将药物名称、分类、性味、归经也进行了分析。

将收集的 240 张处方中的中药全部录入，共涉及中药 322 味，也就是说我临床用药范围可达 322 种，累积出现频率 3228 次。在 240 张处方中使用频率大于 70 次的中药有 11 种，使用频率最高的前 5 位中药分别是：地黄（184 次，76.60%）、当归（174 次，72.50%）、连翘（144 次，60.00%）、牡丹皮（112 次，46.67%）、芡实（108 次，45.00%）。除这五味以外，我还常用忍冬藤、川芎、地肤子、紫草、薏苡仁及茜草等，我的基础方中就化裁了六味地黄丸、知柏地黄丸。但我也不单用这一个方，只是从数据上按照选用频率高低来排序后显示我常用这样一个方子。

使用频率大于 70 次的药物功效分类从高到低可依次排序为：清热凉血药，清热解毒药，补血药，祛风湿止痹痛药，收敛止血药，补气药，利水消肿药，补阴药，固精缩尿药，活血止痛药，祛风利尿药，止血化瘀药。当然，例数还是有限的，这只能显示一般的规律。

数据也体现了药物的药性和药味使用的情况：从药性来讲，在 30 味频率 ≥ 30 次的中药中，累积出现药性 ≥ 70 次，其中寒性（30 次，42.86%）、平性（18 次，25.71%）最为多见。另外温性的药占了 20%、凉性药占 11%。在此可以看出寒凉药和温药有时候是可以并用的，如在治疗热性病用寒凉药的时候，不单纯用寒药，经常要加些温药，这就是中医所谓的君臣佐使理念。从药味的情况来看，累计出现药味 114 次，其中苦味占了 33.33%，甘味占了 36.84%，辛味占了 19%，咸味、涩味和酸味总体上占了 11%，总体来讲，甘味是排第一的，其次苦味居多。

　　从药物的归经使用情况来看，在 72 味中药当中，累计出现了 184 次归经，以肝经和脾经最多。其中肝经 44 次，占了 23.91%；脾经 30 次，占了 16.30%。肝主风，紫癜发病因素往往以风为主，故其治疗需要疏风通络，所以多选用入肝经的药物；而出现肾炎的时候，往往入脾经的药用得多一些。

　　数据显示：药对也有一定的关联规则。支持度较高的常用药对规则有当归—地黄、地黄—当归，在此需要说明的是，若地黄占的比例大，则当归就放后面；若当归用量偏大，则地黄就放后面，这两味药经常在一起用，实际上也有四物汤的底子。其他药对有连翘—地黄、连翘—当归、牡丹皮—地黄，这些药对使用较多是因为这是我的基础方，我的基础方中有六味地黄汤和四物汤，而六味地黄汤中就有生地、牡丹皮，四物汤中有养血活血的当归、川芎等。因为目前病例数量有限，所以统计结果还存在问题，这是我们初次做的一个尝试，需要我们进一步去完善。

　　还有药味组的关联规则，我们主要取支持度最高的前 15 项。具体来讲，我们设置最大前项数为 3，支持度为 30%，置信度是 80%，可得到关联关系较强的六条关联规则。支持度较高的前 3 位为牡丹皮 + 连翘 + 当归→地黄，牡丹皮 + 当归 + 地黄→连翘，牡丹皮 + 连翘 + 地黄→当归，这是我在临床中经常用的，符合我的临床用药习惯。但在这里我也发现了一些数据统计的问题，按数据上来看，这些药是我在临床上选用率较高的，但是我觉得这种数据分析很难体现出中医君臣佐使的配伍规律，能看到一些情况，但仍有缺陷。这就指导我们在以后进行数据挖掘时，要进行一种全新的设计，不能只按数学的方法进行，不然很难体现出中医的君臣佐使特点。

　　接下来要讲的是多项药物关联网络，药物关联网络图可将中药药物之间的关联性进行网络化展示，通过粗线、细线等表示药物之间连接的强弱程度。其中牡丹皮、地黄、连翘之间的关系最为密切。另外与徐长卿、忍冬藤、海风藤、牡丹皮和砂仁等也有较强的关系，我用砂仁大多时候是作为佐药使用的，因为小孩脾常不足，而砂仁可温中健脾，所以我在用一派凉药的时候，经常会加个砂仁来抑制寒凉之性。紫草、络石藤、海风藤、忍冬藤，是我治疗紫癜时常用的几个经验药，其中忍冬藤选择得最多。对于紫癜来讲，临床上可以看到很多病人都有呼吸道感染的前驱病史，或者在病程当中有反复的感染。中医将其称之为外邪，而忍冬藤既能祛风通络，又能清热解毒，所以选用率就比较高。其他药物如茜草、赤芍、黄芩、仙鹤草、墨旱莲、地肤子等都是我在治疗紫癜和紫癜性肾炎的时候常常选用的药。

然后讲高频药物的聚类分析，可分为类1、类2、类3、类4、类5、类6共6类。6类里有个方，当然也不是单纯的方，因为计算机无法把握方的完整，只是筛选了我选用率比较高的药物，再对其进行聚类分析所挖掘出来的方。类1中有菟丝子，在治疗紫癜肾尤其达到肾综的条件时，菟丝子我用得多，另外白芍、白术这种健脾的也用。我的基础方里有菟丝子、桑寄生、太子参、黄芪，这里边没有体现黄芪，因为在统计上没有分病种，我的病人有轻的、有重的，轻的只是单纯血尿，对其我用药有一个规律；达到肾综的条件时我要用人参、黄芪，这又是一个规律，而这个聚类分析只是把大致的分出来，没有按病种分，现在只能通过数据挖掘展示出来我的常用药是哪些，但不能体现我的临床用药思路。类2中有墨旱莲、海风藤、茜草、络石藤、仙鹤草、大小蓟及砂仁等。下一步我还要按病种再来辨证用药，这样才能更有意义。

从以上高频率药物的聚类分析可看出，类1强调补气益肾、活血化瘀的方法，类2、类5体现疾病早期血热者居多，治疗上以清热凉血、活血化瘀为法，这和中医理论对于紫癜的分析相符合。从中医角度来讲，紫癜是血证，在其发病过程当中，早期是实证，后期是虚证，往往是虚实夹杂，治疗上多清热凉血、活血化瘀。类6分析体现血瘀贯穿着整个病程，在辨证治疗上加用养血活血之品。这几个结论和我临床实际应用还是非常贴切的。

至于个人用药的经验，我在临床治疗过敏性紫癜，尤其在治疗皮肤紫癜和关节症状时多用三藤；合并有外感或者热毒时，喜欢用虎杖、柴胡、凌霄花、蚤休等抗病毒的药，根据病人的体质辨证使用。另外，我在用水牛角的时候经常合用乌梅，把它们当对药使用，乌梅酸甘敛阴，水牛角清热凉血。这个药对是跟着我的老师学的，当时我很不理解，为什么用水牛角粉时加用乌梅，后来查资料发现乌梅是酸性的，而水牛角含有大量的钙盐和胶质，在酸性条件中它更容易溶解，溶解后有效成分析出率高，就能提高疗效，就像西医经常在静脉输钙的时候加一个维 C，因为维生素 C 可以促进钙的吸收和利用，保护血管壁。所以在用药时中医的理论是一套，西医的药理你也要考虑，当然还要根据患者病情配伍使用其他药物。比如五味子在生脉饮中的应用，生脉饮就是由人参、麦冬、五味子三味药组成，当时有大量研究说五味子单独用，对心脏根本没有疗效，但是，麦冬和人参对心脏有很好的作用，把五味子加里边，它的有效成分析出率就增高了，虽然单独用五味子没有作用，但五味子可以调节酸碱度，在酸性环境当中，有效成分析出率明显增高，疗效也随之增强了。这也是告诉我们不要小看中医古方，古方的药物配伍很讲究，之所以能成为名方，能千秋万代地传承一定是有效的，不要乱动，要尊重古代医家的经验，有些古方的配伍特点如白虎汤等用现代的药理研究能找到依据。

　　关于水牛角的使用还有一个问题是现在临床用水牛角时恐有过于寒凉之虞，所以用量不大，但水牛角实际上非常安全。我在很多会上讲过我的一个亲身经历：我曾接管过一个病人，他反复消化道出血，多次住院，犀角价格昂贵已经用不起了，只有用水牛角，家长问我吃多少，那时候要自己买水牛角自己用钢磨成粉，不像现在有颗粒剂，我看那时半天才能磨一点儿，所以我就说你磨多少吃多少。谁知道家长是恨病吃药，她一天什么都不干，就在那磨粉。我第二天去查房时问孩子吃了多少水牛角，她说：你不是让我磨多少吃多少，我昨天磨了一大堆都让孩子吃了，这两天喝水全是水牛角粉，这把我吓坏了，因为水牛角寒凉，我怕有什么不良反应，就问她孩子有没有什么不舒服的，她说没有，而且这样大量吃反而没有犯病。我就没敢再问了，只嘱咐家长不用吃那么多，吃一半也行，结果她说没关系，孩子吃得挺好的。从那以后到出院回家，这个病人一直冲水牛角粉当水喝，病情再没有反复过，也没有再出现胃肠道出血，我才知道水牛角这么安全。后来我在临床上一直长期大量使用水牛角粉，我的清热止血颗粒的组成之一就是水牛角。

紫草我用得也比较多，紫癜往往是热，热、毒、瘀居多，而紫草清热凉血，恰能对症。五味子、金樱子对阴虚火旺爱出汗的孩子效果很好，有些孩子出现小便频数或者有夜尿我才用，这个药不是我治疗紫癜的常用药，只是在紫癜的病人当中，有些孩子有肾虚的特点才加。另外，列出来的郁金、石菖蒲是我治疗遗尿时的用药，用于开窍。遗尿的孩子往往都叫不醒，睡得很沉，所以我用菖蒲郁金汤，用了以后就容易叫醒，这也是很好的经验。木贼草、板蓝根用于治疗病毒性软疣，治疗小儿传染性软疣时，把木贼草和板蓝根作为一个对药应用的话，效果非常好，这也是我的一个经验。

最后做个总结：核心药物结果分析显示，频数较多的单味中药为地黄、当归、连翘、牡丹皮、芡实等，四气中以寒、平多见，高频单药功效分类中以清热凉血药、清热解毒药及补血药多见，这正与我个人对于紫癜性肾炎多由"热、瘀、虚"所致，且血瘀贯穿整个病程的理念相符。也就是说，数据挖掘总结的结果和我的临床经验及平时倡导的理论是符合的。关联规则结果分析显示：当归、连翘、地黄这3味药在紫癜性肾炎的治疗中具有重要的基础作用，当然也不全是这3味药的作用，只是因为我在临床常用这三种药，在基础方里面都有它，所以关联度就高了，我觉得还有待扩大样本量分析。聚类结果分析，从整体而言体现出临床治疗分期论治，其中清热凉血、补气益肾、养血活血这3种方法在临床用得比较多。

目前我们存在的问题很多。一是通过这次分析发现样本量还是太小了，300多病人取了240张处方。二是疾病未分型，中医没有辨证分型，西医也没有临床分型，单纯血尿型、血尿兼蛋白尿型，还有肾综型等不同类型，用药肯定不一样，全部混在一起分析肯定有问题。紫癜性肾炎有7个临床类型，这样把药全混到一起，很难说明在哪个类型用哪个药多，这是不行的。三是缺乏疗效随访。四是缺乏其他药物对比。你用这个方和那个方哪个疗效好，这需要去观察分析，这部分还没来得及做。我今天只是简单地介绍一下，让大家知道中医的数据挖掘可以做，将来顶端设计好一点，可能是一个很好的、很完整的、能被科学认可的东西。未来还要做数据对比，如药物间的对比，纯中药、纯西药和中西结合治疗间的对比，用数据说话。对于过敏性紫癜来说，现在最大的问题是其发病率在增高，但到底发病率有多少，过敏性紫癜对肾脏损害率能达到多少，这确实没有大数据支撑。如果在国家层面对儿科、内科等各个科室的优势病种建立一个大的数据库，鼓励大家都做数据，各个医院把每个病例都输入数据库里面，那么将来也不用做随访及大量的调研就可以得到你想要的数据。现在做流调太困难了，我年轻时候做过，中国的人口流动大，做流调还要利用社会的力量、利用医学的力量才能做到，所以我认为如果未来想在医学上发展得更好，在中医上能拿出很好的东西，在国际上让西医认可，一定要进行大数据挖掘和管理。

总体来讲，我觉得数据挖掘在将来是一个必然的趋势。医学数据经过汇总、分析后可形成临床证据、基础证据、转化证据、整合证据，最终成为政策和指南建议。以后没有大数据支撑，光凭口头上说多少已经不可以了，现在虽然马马虎虎能唬过去，但我相信以后必然会进入信息时代、大数据时代，所以一定得靠数据说话。面对医学信息化，儿科成立这样一个组织，开展这两项工作非常有意义，我也特别盼望，在座的老专家能带领你们自己的团队，带领年轻人去迎接大数据时代。年轻人都非常厉害，我的这些数据都是我的研究生和工作室秘书联合做的，虽然刚刚起步，但是我也看到很多的希望，也祝愿信息协会越来越好，谢谢。

主持人：信息化时代的第四次工业革命可以说来势汹汹，深深地改变了我们的生活，中医学也不能例外。一个名老中医叙述的经验可以说是咱们中医学宝库里边的宝贝，数据挖掘技术也是一把钥匙。刚才丁教授用了将近40分钟，以紫癜性肾炎为例，给大家对数据挖掘技术进行了一个介绍，也提出了数据挖掘技术的某些不足，从一个名老中医专家的角度去看数据挖掘技术，仍有部分需要完善、需要努力的地方。相信大家受益匪浅，再次对丁老师精彩的演讲表示感谢。

扫码看讲座

（中国中医药信息学会儿科分会，武汉，2019年9月20日）

第三节 中西医两种阶梯方案对照治疗小儿紫癜性肾炎的示范性研究

尊敬的各位领导、专家、同仁们，首先我对大家的到来表示热烈的欢迎。接下来开始我的汇报。今天我汇报的题目是国家"十二五"科技支撑计划项目的结题报告——《中西医两种阶梯方案对照治疗小儿紫癜性肾炎的示范性研究》。

在小儿紫癜性肾炎（HSPN）7 个临床分型中以血尿和蛋白尿型发生率最高，国内外缺少公认的治疗方案，2003 年、2008 年国内小儿肾病学组分别将中成药雷公藤多苷（TW）列入治疗指南，国家"十一五"科技支撑计划项目课题针对儿童使用 TW 首次采用了 RCT 的方法研究并显示其有效性，由于对 TW 副作用评价贬褒不一，尤其是药品说明书明确提示儿童禁用，故指南不再建议儿童使用，至今未再见到研究报告。针对该现状，本课题组与科技部、药监局、国家中管局协调后，启动了国家"十二五"科技支撑计划项目课题，自 2013 年 1 月至 2018 年 12 月采用前瞻性、大样本、多中心、中央随机、单盲对照的研究方法完成了 421 例儿童使用 TW 配合中药与激素治疗对照观察的临床研究，观察中西药两种方案对 HSPN 的疗效及 TW 的副作用，报告如下：

我们的研究目标分为主要目标和次要目标，主要目标是：形成"病证结合"的中医阶梯治疗方案，在"十一五"课题疗效的基础上提高临床控制率，提供疗效好、副作用相对较小且可控的雷公藤多苷的小儿用量及使用方法。次要目标是提供规范的小儿 HSPN 中医辨证治疗方案，提供完善的临床研究实施方案、临床研究实施操作规程。我们的研究切入点是：小儿 HSPN 属血尿和蛋白尿型、孤立性蛋白尿型者；24 小时尿蛋白定量 ≥ 500mg 或 ≥ 25mg/kg，并 < 50mg/kg 和 3.5g。具有肾脏病理检查结果者其病理分级应为 Ⅰ ~ Ⅲ级，新月体、襻坏死、球囊粘连比例 ≤ 20%。

接下来汇报的是研究方法，首先是诊断、纳入、排除标准，诊断标准参考西医诊断标准（参照中华医学会儿科学分会肾脏学组制定的小儿紫癜性肾炎诊断参考规范、国际儿童肾脏病研究会病理分类法）：①过敏性紫癜病程中或紫癜消退后6个月内出现血尿和（或）蛋白尿。②肾脏病理诊断符合 HSPN。③临床可排除系统性红斑狼疮、血管炎等疾病所致的肾脏损害。肾小球病理分级有 I~IV级，I级：肾小球轻微异常；Ⅱ级：单纯系膜增生（Ⅱa，Ⅱb）；Ⅲ级：系膜增生，伴＜50%新月体形成（Ⅲa，Ⅲb）；Ⅳ级：系膜增生，伴50%~75%新月体形成（IVa，IVb）。按照肾小管病理分级可分为四级：Ⅰ级：基本正常，轻度小管变性扩张；Ⅱ级：间质纤维化，小管萎缩≤20%，散在炎性细胞浸润；Ⅲ级：间质纤维化，小管萎缩≤30%，散在和（或）弥漫性炎性细胞浸润；Ⅳ级：间质纤维化，小管萎缩＞50%，散在和（或）弥漫性炎性细胞浸润。

　　纳入标准是按照以下方式来选择的：①西医临床分型属血尿和蛋白尿型、孤立性蛋白尿型者，24小时尿蛋白定量≥500mg或≥25mg/kg，并＜50mg/kg和3.5g。②病情轻重分级标准：轻型，24小时尿蛋白定量25～35mg/kg，病理结果Ⅲa及以下，坏死、粘连、新月体不超过10%；重型，24小时尿蛋白定量35～50mg/kg，病理结果符合Ⅲb或Ⅲa中坏死、粘连、新月体超过10%。③具有肾脏病理检查结果者，其病理分级应为Ⅰ～Ⅲ级，新月体、襻坏死、球囊粘连比例≤20%者。④中医辨证分型属阴虚夹瘀、风热夹瘀、血热夹瘀、气阴两虚夹瘀、湿热夹瘀者。⑤年龄2～18岁。⑥尿检异常超过1周，HSPN病程小于2个月。⑦针对尿检异常未使用过激素、环磷酰胺（CTX）、雷公藤多苷片、霉酚酸酯等免疫抑制剂。

　　排除标准是：①系统性红斑狼疮、血管炎、病毒性肝炎（丙肝、乙肝等）、高尿酸血症等所致的肾损害。②持续高血压或肾功能不全（持续氮质血症）者。③具有肾脏病理检查结果者其病理分级在Ⅳ级及以上，新月体、坏死、粘连比例超过20%。④对本方案药物过敏者。⑤未按规定用药，中途加药或换药者。⑥属单纯蛋白尿型或血尿和蛋白尿型以外类型，中医辨证属以上证型以外的证型。

　　疗效评价指标，分为主要指标和次要指标，主要指标：24小时尿蛋白定量。

次要指标：尿红细胞检测（镜检＋计数）、尿放免检测、凝血五项、体液免疫、T细胞亚群、副作用的发生率、远期指标复发率、远期生育功能。我们的疗效评价标准是参考《中药新药临床研究指导原则》制定的：

24小时尿蛋白定量疗效判定标准：临床控制，尿常规检查蛋白转阴，24小时尿蛋白定量正常；显效，24小时尿蛋白定量减少≥50%；有效，24小时尿蛋白定量减少<50%；无效，24小时尿蛋白定量无减少或增加。

尿红细胞疗效判定标准：临床控制，尿常规检查RBC计数正常，或尿沉渣RBC计数正常；显效，RBC减少≥++/HP，或尿沉渣RBC计数检查减少≥50%；有效，RBC减少<+/HP，或尿沉渣RBC计数检查减少<50%；无效，尿沉渣RBC计数无变化或增多。

疾病复发判断标准：临床控制持续1个月以上，尿检又出现异常（24小时尿蛋白定量0.15g和（或）RBC+以上），并持续2周以上。

设计和统计方法如下，设计方法：本研究以课题组原有经验及"十一五"支撑计划项目课题方案为基础，采用多中心（河南、上海、北京、成都、云南）、中医科学院中央随机、单盲对照的前瞻性研究方法。模拟药物：西药组采用模拟中药配方颗粒，以提高患者的依从性。数据录入：数据库采用双人双录入。统计分析、核查：统计学处理和评价由第三方——北京中医药大学循证医学中心进行盲态评价。

研究结果如下：

（1）各中心病例纳入情况：共纳入病例数421例，中医组310例（轻型199例，重型111例），西医组111例（轻型63例，重型48例）。其中完成4周治疗392例，占总例数的93.1%；完成8周治疗374例，占总例数的88.8%；完成12周治疗351例，占总例数的83.4%。经过统计分析我们得出两组患儿在年龄、性别、身高、体重、病程、尿蛋白定量及尿镜检红细胞差异均无统计学意义。中西医两组在肾脏病理分级、中医证型分布的差异均无统计学意义。

（2）尿蛋白疗效比较：中医组在4周及12周末尿蛋白疗效优于西医组（$P<0.05$）；中医轻型组在4周及12周末尿蛋白疗效优于西医轻型组（$P<0.05$）；中医重型组仅在4周末尿蛋白疗效优于西医重型组。

（3）尿镜检红细胞疗效比较：12周末中医组尿红细胞疗效优于西医组（$P<0.05$）；中医轻型组在4周、12周末尿红细胞疗效均优于西医轻型组（$P<0.05$）。

安全性指标结果：①血常规，中医组及西医组对白细胞及血小板的影响差异无统计学意义。②肝功能，中医组及西医组对谷丙转氨酶及谷草转氨酶的影响差异无统计学意义。③彩超、心电图、胸片，中医组及西医组对肝胆、肾脏及生殖系统彩超、心电图与胸片的影响差异无统计学意义，两组均较安全。④其他，中医组及西医组对凝血功能、体液免疫及细胞免疫的影响差异均无统计学意义。⑤对儿童成年后生育能力的影响研究发现，儿童时期服用雷公藤多苷联合中药对成年后生育能力未见影响。

最后得出的结论：①中西医两组治疗小儿HSPN血尿和蛋白尿型、单纯蛋白尿型疗效满意，中医组起效更快。②重型组中西医治疗疗效相当，中医阶梯治疗方案可以作为主体方案用于重型治疗，减少了儿童应用激素所带来的副作用。③中成药TW近期副作用主要为白细胞轻度减少及肝酶轻度升高，且发生率较低，短期内均可恢复，说明儿童使用TW疗效明确，副作用可控，较为安全。④中成药TW治疗HSPN远期副作用（性腺损伤）可逆可控，合理应用可替代激素治疗。

综上，TW在治疗HSPN方面有着巨大的优势。以上就是我的汇报，感谢各位的聆听。

（中国民族医药学会儿科分会第六次学术大会，郑州，2020年10月31日）

扫码看讲座

第四节　小儿难治性肾病的诊疗对策

尊敬的各位领导、各位专家，晚上好。非常高兴能有这样的机会和大家以这种网络的形式相互交流学术。接下来我将利用这个时间同大家讨论一下儿童难治性肾病的诊断与治疗。

肾病综合征（NS，以下称为肾综）是儿童、成年人共患的常见肾小球疾病，其中原发性肾病综合征（PNS）成年人占了10%～25%，而儿童则占了90%左右。近60年来，由于肾综能够得到肾上腺皮质激素（以下简称激素）以及其他的免疫治疗，缓解率有所上升，病死率明显下降。目前公认糖皮质激素是治疗肾综的一线首选药物，其中80%～90%的原发性肾综对激素治疗是敏感的，可以获得完全的缓解，但约76%～93%的患儿会复发，也就是说一次患病不再复发的病例相当少见，其中还有45%～50%的患儿属于频繁复发型（FD）或是激素依赖型（SD），更有10%～20%的患儿会出现耐药，变得难治，这是一个问题。

由于长期或反复地使用激素会导致儿童的生长抑制、感染等，临床常加用其他免疫抑制剂，但是免疫抑制剂也会带来更多的、更严重的副作用。近10年来，国内外对激素和免疫抑制剂的应用进行了大量的临床观察，并进行了循证医学的分析。2009年、2012年中华医学会儿科分会肾脏病学组针对反复发作（FD）或耐药（SD）型肾综制定了循证指南试行方案，2020年5月，在这个试行方案的基础上，国际小儿肾脏病学组又提出了一个新的诊断管理建议，为儿科临床医生提供了肾病综合征的规范化诊断和治疗参考。尽管这样，仍然有部分患儿因为频繁复发或激素耐药而被列为难治性肾综，成为肾脏病临床最关注的、也是亟待解决的问题。

肾病综合征的诊断习惯称为三高一低，大量蛋白尿、高脂血症、高度水肿这"三高"，"一低"指低蛋白血症，在这4个条件当中仍然是以大量蛋白尿为金指标，是必备的条件，但是儿科和成人不一样，儿科大量蛋白尿的概念必须是24小时尿蛋白定量≥50mg/（kg·d）。成年人每天2g的蛋白尿不能称为大量蛋白尿，大量蛋白尿需要 3.5g，可是在儿科，比方说体重 20kg，6 岁左右的小儿，1g 的蛋白尿就属于大量蛋白尿。在临床一定要注意儿童和成年人不一样，在临床中经常看到可能不到 900mg 或者是 1000mg 的蛋白尿，有人就认为是少量蛋白尿，这种情况也不一定，1g 蛋白尿对于一个 20kg 的患儿，是大量蛋白尿，要是 2g 的话（对于 20kg 的孩子）就更多了，我们一定要注意。关于低蛋白血症，以前的标准是 <30g/L，现在降到 25g/L，大家要知道这是最新标准。

对于肾病综合征的诊断涉及病因、病理，还有临床表现和激素反应，也就是说当碰到一个肾病综合征的患儿，诊断的时候不能只写肾病综合征。肾病综合征有原发性的、有继发性的，还有先天性的，我们一定要考虑病因，比如紫癜性肾炎导致肾病综合征，它属于继发性的。原发的找不到任何其他继发因素，以肾病综合征为唯一表现。当然儿科原发的占 90%，继发性肾综相对比较少。近些年来国内至今没有一个很好的流调数据，在我们这里继发性肾综占了很大的比例。还有先天性肾病，虽然比例特别小，仅占 0.1%，但是一旦确定是先天性肾病，基本上治疗是没有效的，甚至会导致死亡。

从病理来考虑，必须通过肾活检来诊断。病理诊断仍然是这 5 个类型：微小病变型、系膜增生型、节段硬化型、膜性和膜增生型。在儿科微小病变型是最多的，占了 80% 以上。狼疮性肾炎、紫癜性肾炎、IgA 肾病都属于系膜增生这个类型，还有节段硬化，当然 IgA 里边也有节段硬化的。膜性肾病、节段硬化、膜增生型在儿科占的比例都远远小于微小病变型。微小病变、系膜增生、节段硬化、膜性和膜增生型，这个排序基本上就是临床发病率的高低顺序，治疗的难易程度也和这个排位有相近之处。当然每一个类型包括微小病变也有难治的，系膜增生和节段硬化也有轻有重，起码我们要知道有这 5 个类型。

说完病因诊断和病理诊断，在临床上可能涉及最多的、最简单的一个问题是要会辨别患儿是单纯型肾病还是肾炎型肾病。单纯型肾病是什么呢？以单纯大量蛋白尿为主的，没有血尿，没有高血压，也没有低补体血症。在这种情况下，就称为单纯型肾病。刚才讲了肾炎型中血尿是最常见的条件。第二个是高血压，第三个是低补体血症，还有血尿素氮增高，这说明肾功能有问题，在这 4 个条件当中有 1 个条件，或者 1 个以上的话，那就称为肾炎型肾综。在临床上肾炎型肾综多见于继发性肾病，比方说狼疮性肾炎、紫癜性肾炎等。IgA 肾病现在归到紫癜性肾炎里面，我们临床要注意是哪个病理类型。

还有一个很重要的分型是根据激素反应分型，按照疗效的反应有 3 个类型：激素敏感型、激素依赖型、激素耐药型。激素敏感以前都是治疗 8 周，现在改为 6 周，用 6 周判断激素是否敏感。以前是 8 周无效称为耐药，现在是 6 周能转阴属于敏感，不能转阴那就属于耐药。第二个是激素依赖，激素依赖的诊断是激素减量到某一个程度、减到某一个量，比如减到半量、减到 1/3 量，或者减到一个维持量、很小的量，或者是停激素，一到某一个量它就复发，并且反复 3 次以上，包括 3 次才能说是激素依赖。激素耐药对激素没有明确的疗效，用了激素 6 周以后，蛋白尿没有明显的下降，或者仅仅有好转却没有转阴的，就称为激素耐药。

下面再讲一下肾病综合征的复发和转归。什么叫复发？即连续 3 天晨尿蛋白由阴转为（+++）~（++++），也就是在尿蛋白转阴的情况下，再次出现蛋白尿，而且它必须是到（+++）或者（++++）这样的水平。还要确定 24 小时尿蛋白定量是否大于或等于 50mg/kg，或者尿蛋白和肌酐的比值大于或等于 2.0。这个 2.0 实际上是成人的数据，儿科用合适不合适还需要研究。总体来讲，儿科这个蛋白尿的多少不能单按几个 +，要注意 24 小时尿蛋白定量，这是比较可靠的指标，仅查尿蛋白定性（+）~（++），但是从来没有查过 24 小时尿蛋白来诊断这是不合适的。有些医生可能会犯这个错误，要想诊断肾病综合征，不能只看尿蛋白阳性，一定要看 24 小时尿蛋白定量，要根据体重来算。复发是指在转阴情况下出现上述情况，而且连续 3 天才能说明它是复发。频复发以前是半年内复发≥2 次，一年内≥4 次，现在是半年≥3 次，一年内≥4 次，才能说它是频复发。

临床治愈是什么标准呢？完全缓解是指停止治疗＞3 年没有复发的。平常蛋白尿转阴了，用药治疗以后，只是短期内没有复发，不符合 3 年以内没有复发的，不能说是治愈。以往在治疗当中尿蛋白完全缓解了，但是连续中间一年没复发，甚至两年没复发，那在病程叙述当中也不能说是治愈，只能说是缓解，要注意必须大于 3 年没有复发的。这意味着肾病需要长期治疗，尤其是在后期需要用中药相当一段时间的巩固治疗。如果在临床上，血生化、尿检都正常，并不是治愈，只能说是缓解，经常在病房、门诊看到病人蛋白尿转阴了，所有指标都正常，但是达不到 3 年的，就不能说是治愈，只能说是缓解。部分缓解的意思是，尿蛋白从（++++）降低到（+++）以下，就是说这个蛋白尿一定要在（+++）以下，即（++）～（+），这就叫部分缓解。如果尿蛋白仍然在（+++）～（++++），那就等于没有效。在临床经常看到，肾病的疗效有好有坏，有些初治有效再治就没有效了，还有大部分虽然有效但总复发，为什么呢？到底有哪些因素可以影响激素的疗效呢？让我们来归纳一下：有病因、有病理，还有医源性因素，也就是医生在治疗过程当中出现的一些问题。

第一个病因因素主要是遗传因素，往往由于基因的异常会导致单基因或多基因的病变。随着医学的发展，基因检测可能会给一些难治性肾病的诊断带来更多的希望、更多的福音。现在很多疑难疾病确实没有搞清楚病因，目前在肾脏病里边，凡是特别难治的，用各种方法没有效的，最终还是回到基因病变的这个环节。近几年也发现激素抵抗型和基因突变有关系，随着分子遗传学的研究深入，很多难治性肾病的机制会被我们探明。

第二个是病理因素。第一个病理类型是微小病变型，微小病变型 85% 以上对激素敏感，但是有 5% ～ 10% 是初始耐药，还有 5% 是后期耐药，也就是说对待微小病变型这个类型，多数是激素敏感的，约 80% ～ 85%。实际上，在临床中激素耐药包括刚才说到的那 5% ～ 10% 初始耐药，加上一部分早期是敏感的，到后期耐药的，可以达到 15% ～ 20% 这样一个比例。所以，微小病变只能说大多数是好的，仍然有少部分是非常麻烦的。第二个病理类型是系膜增生型，从病理来讲系膜增生有轻度、中度和重度，在临床如果是中重度的增生，伴节段坏死，同时有血管壁的增厚这样的情况，大多数是耐药的。临床医生应该学一点病理诊断，虽然你不会看病理片子，但是有节段坏死的，有中重度系膜增生，而且血管壁增厚的要考虑耐药。第三个病理类型是节段硬化型，这一类型又称为 FSGS，临床上大部分表现为耐药，当然这个类型有些病人初治是敏感的，再治就耐药，这个往往也需要大量的激素，这个类型病程比较长。第四个病理类型是膜性肾病，膜性肾病有原发、有继发，原发大多耐药，直到现在原发膜性肾病病因还是没有很清楚，继发性包括乙肝肾还有一些其他原因导致的继发膜性改变，比如狼疮性肾炎，有些还可以缓解，现在在我们这里有些非典型膜性肾病或者继发膜性肾病，用中药治疗或者中西医结合治疗效果能达到百分之六七十，还是非常好的。第五个病理类型是系膜增生性肾炎，也叫毛细血管内增生性肾炎，要知道这个病理类型，大多数都是耐药的，预后也不是太好，大多数表现为进行性的肾损害和慢性肾衰竭。我们对这样的病理类型要有一个大概的评估。

　　第三个导致肾病反复复发或不能缓解的原因是医源性因素。这个因素跟医生治疗是有关系的，第一个是治疗不规范，激素剂量不够，激素疗程不足，没有按规范去用激素，规定了儿童 1 ～ 2mg/kg，尤其在 30kg 以下的儿童，都要按 1 ～ 2mg/kg 给药；有的使用疗程不够，激素很快就停掉，快速地减药或者维持剂量不合理，都可能导致病情的不缓解，或者病情反复复发。第二个是合并症增加，病人在生病过程当中，经常会出现感染，或者高凝状态，静脉血栓就是高凝状态的一个常见表现。另外还有一些低蛋白血症，大量蛋白尿丢失，最后血浆白蛋白一直保持在一个低水平，对激素的反应很差，还有低免疫状态等都是影响疗效的常见原因。

　　经常碰到基层转来的一些病人，血浆蛋白特别低，免疫状态也很低，这种状态就需要给他补充血浆，希望提高他的血浆蛋白水平、免疫状态，然后提高疗效。还有很多药需要和白蛋白结合才能发挥作用，低蛋白血症的情况下，药物不能正常发挥应有的疗效。另外还有甲状腺功能减低，在临床上，儿科经常会遇到，当然成人也并不少见。水肿持续不消失，大量蛋白丢失后甲状腺功能减退，甲状腺激素下降，有些是丢失过多，有些是病人自身就有甲功减退的情况，在临床要注意辨别。当然还有肾脏病理，原来是微小病变发展到系膜增生最后成为节段硬化都有可能，需要做肾活检明确肾脏病理。另一个是药物的副作用，当长期用激素或免疫抑制剂导致的感染、高血压或者继发小管间质损伤。用抗生素一定要考虑它的浓度，如 β - 内酰胺酶头孢类的抗生素，剂量特别大，浓度还特别高，浓度过高对小管间质会有严重的损伤。在用激素过程中还要观察血压的变化，所导致的继发性高血压我们也要控制。感染常常是导致肾病复发、加重或者不缓解常见的因素，要注意孩子除了外感，还包括全身其他情况，比如扁平疣、病毒性软疣、灰指甲，这都是导致病情不能恢复、反复发作的感染因素。还有药物的影响，有些合并用药不能太多，像苯妥英钠、利福平，很早就发现它们可以降低激素的效价，在临床与其他药物合用，注意尽量简单规范。

下面重点说治疗第一个原则是规范用药，第二个是要积极处理并发症，病人有感染，首先要抗感染治疗，有些肾病抗感染治疗以后不需要用激素，不需要加量，甚至部分病人没有用激素就缓解了。一定要注意有些慢性疾病感染，刚才讲的那些病毒性的软疣也要处理，还有要根据肾脏病理类型来判断它的预后。如果考虑是微小病变，可能大多数预后是好的，如果是膜增生或 FSGS，可能预后就不太理想了。今天就遇到一个这样的病人，目前治疗还可以，但从远期看他肯定还是有问题，而且导致肾衰竭的概率比较高，最少占 30% 以上。

现在说激素的治疗，激素是一个公认的治疗蛋白尿最有效的药物。足量足疗程是初治的关键，有些第一次没有治好，越治越麻烦。治疗的第一个阶段是诱导缓解期，在第一次用药的时候一定要考虑到足量足疗程，足疗程为 6 周，足量使用 2mg/kg，尿蛋白转阴后改为每天早晨顿服，一直巩固 6 周。第二个阶段是巩固维持期，隔日早晨顿服 1.5mg/kg，6 周后再逐渐减量，诱导缓解期和巩固治疗期加在一起是 12 周，也就是说 3 个月，当然在这个过程要逐渐减量。激素的治疗有短疗程、中疗程、长疗程。现在国内外主张中长疗程，我们国家主张是 9 ~ 12 个月，国外建议不超过 7 个月，我也非常同意国内的这个主张，我的病人里一般特别顺利的可能 9 个月停药，里面有反复的病人，一般都会控制在 12 个月，对于反复发作的患儿可能还要延长疗程。目前国内新的指南建议不主张第一次治疗就用甲泼尼龙冲击，现在有些医院一见到肾病患儿就会先用甲强龙冲击治疗，这是不合理的，应该是先用强的松，如果是耐药难治病人，再用甲强龙。对非频繁复发的患儿治疗需要慎重，首先要找到诱因，是不是有感染，有感染首先控制感染；如果没有感染，才可以考虑用激素重新诱导缓解，这个时候应该用足量的激素，一直到尿蛋白转阴 3 天，然后就可以减量为 1.5mg/（kg·d）。刚才说的第一次诱导是转阴 6 周，才开始减量，在临床也不完全是这样的，一般是足量，如果很敏感的，比如说三五天转阴了，用足 4 周以后就可以开始减量。第二次诱导隔日顿服了 1.5mg/（kg·d），顿服 4 周以后再逐渐减量。这个时候，对非频繁复发这个类型要注意，若有感染情况激素千万不能再减了，可能需要加量，加到他复发前的剂量，等到转阴以后再继续减量。

频复发和激素耐药的治疗，是临床的一个难题。对于这样一个病人，反复复发达到半年 3 次、1 年 4 次这样的频率，一定要注意，激素的使用就要很特殊，要拖尾治疗，本来应该按顺序两周减一次，或者是一个月减一次，一般两周减一片，或者一个月减一片，那这个时候就要根据他的情况，整个减量过程就要特别的灵活，而且疗程还一定要拉长，根据他们不同的情况逐渐减药。那到底该怎么减药呢？足量的激素诱导量谁都会用，真正用激素的经验都是在减药的过程中，根据不同的个体，根据他病情反复的情况，采取不同的速度、选择不同的方法来进行减药，我们采用了隔日过渡减 12 片/11 片、12 片/10 片、12 片/9 片，以此类推，我们是隔日过渡，最后再减到隔日顿服，减量方法各地有各地的经验。对待频复发和难治的患儿，可以在感染的时候增加激素的剂量，本来维持剂量是隔日两片或者三片，他又复发了或有感染了，这时候可以临时增加剂量，或者是改原来的隔日服为天天服，等病情一好转，再回到隔日这个量，激素治疗是这个病很重要的一个环节。

另外还要注意改善皮质功能，长期使用激素的病人往往有不同程度的肾上腺皮质功能减退，尤其是不正确地使用激素会导致皮质功能萎缩，这是一个非常严重的问题，我们在临床上一定要正确使用激素，另一个要注意怎么改善皮质功能，西药用的是促肾上腺皮质激素（ACTH），但是以我的个人经验，这个药的效果不是太理想，我往往用中药来改善这种状态，效果还是比较满意的。还有激素剂型的更换，对难治肾病如果需要长期激素治疗，在原来使用强的松，病情反复复发或者不能缓解的情况下要换甲泼尼龙来提高疗效，但上来就用这个药是不合理的。对于这种难治性肾病，使用免疫抑制剂如环磷酰胺、环孢素 A、霉酚酸酯、他克莫司等需要注意，因为时间关系就不展开讲了。下面还有其他治疗，在临床除了激素和免疫抑制剂治疗外，一定要注意抗凝治疗外，比如肝素钙或者肝素等，还有 ACEI、ARB 类药物，降血脂药物，免疫调节剂胸腺肽，虫草制剂等都是我们临床常常涉及的辅助治疗（药物）。

最后我重点讲一下肾病综合征的中医辨证治疗，就如我刚才讲到的肾综大多数是复发的，而且有些是难治的，因此，很多病人会到中医院来，我们这里有很多难治性肾综，不管是初治的，还是反复复发的单纯型肾病或肾炎型肾病，为什么会讲这个专题呢？因为我们这里肾病病人多，肾病有两个大病区，180 多张病床住得满满的，这些病人也让我们积累了很多经验。我认为肾病综合征使用中药确实是一个非常好的治疗措施，如果说降蛋白不用激素那肯定是不行的，但是激素配合中药治疗，疗效绝对是明显提高的，中西医结合治疗对于肾病患儿来讲是一个非常好的选择。那么，肾病综合征的中医治疗应该怎么办呢？应该怎么来进行一些选择呢？要辨明标本，治疗肾病首先要搞清楚什么是本证？什么是标证？肾病综合征有 4 个本证：肺脾气虚、脾肾阳虚、肝肾阴虚、气阴两虚。早在 20 世纪 80 年代，全国的名老中医开了 8 次座谈会，把肾病分了标本的证型，自从把肾病分了本证和标证以后，我们发现肾病的治疗真的方便多了，疗效也明显地提高了。肾病综合征标证有 5 个类型，包括外感、水湿、瘀血、湿浊和湿热，在临床中外感、水湿、瘀血这 3 个标证是最多见的，湿热也很常见。在肾病不同的阶段，标本虚实主次是不一样的。比方说在水肿期是虚实并重、本虚标实，是各种矛盾最集中的阶段，既有本虚又有标实，虚实是病重的阶段。在水肿消退以后常常是重在本虚，感受外邪的时候是重在标实，有时会觉得在水肿消退以后没有什么症状，好像无证可辨，其实这个时候又回到本虚的过程。肾病标本的转化，有正虚、邪实两个方面，我们讲了这是本虚标实。为什么会正虚，正虚是肺脾肾三脏的虚弱，正因为有脏腑的虚弱才导致了易于感受外邪生湿发热，从而导致了邪实，外感、湿热、湿浊和血瘀，这也是另一个导致病情出现了虚实错杂、迁延不愈的原因。在治疗的时候，对于本虚标实证大的原则是什么？扶正祛邪，标本兼顾，治本是益气健脾补肾，肺脾肾三脏虚弱就要益气健脾，还要补肾，治标就根据它的情况，宣肺、利水、清热、活血、化瘀。

再来看看本证，第一个是肺脾气虚，多见于水肿比较轻或恢复阶段，这个是轻症的类型，主要辨证要点是容易感冒，一有外感就复发，水肿比较轻，一般都是头面部水肿比较重，多伴脾虚，常常有纳呆便溏、自汗乏力等症状，代表方是四君子汤合五苓散，这两个方都是我们的历史名方，在临床应用非常普遍。第二个是脾肾阳虚，往往见于大量蛋白尿持续不消，是病情最重、矛盾最多的阶段，既有浮肿，又常常伴有各种胸水、腹水，以高度浮肿、面色㿠白、小便短少为主要表现，治疗是温肾健脾，化气行水，偏肾阳虚代表方药是真武汤合黄芪桂枝五物汤；偏脾阳虚选实脾饮。第三个是肝肾阴虚，在用激素后是比较多见的，但是这个证型在临床上往往是什么表现呢？比如小孩妈妈说这孩子原来可安静了，不爱动，现在吃了激素以后好发脾气，睡觉也不安生，手心、脚心特别热，这就是肝肾阴虚的症状，在这时候要滋阴补肾、平肝潜阳，代表方是知柏地黄丸。还有一个是气阴两虚，多见于病程比较久的患儿，这个证型可以说是整个肾病的过程中最多见的，也是维持时间最长的，肾病病程长且容易反复发作，或者长期用激素后容易出现这个证型，它并不是单纯的气虚阳虚，而是用激素后又出现阴虚。在临床上经常看到气阴两虚的症状，气虚就容易出汗，容易感冒；那阴虚呢，孩子容易脾气急躁、好哭好闹、手足心热、口干咽燥、舌红少苔等，这个类型水肿可以有，也可以没有，治法是益气养阴，化湿清热，代表方是六味地黄丸加黄芪、太子参，在这个过程中要重用黄芪，儿科一般都用 30g，大一点的儿童可以用到 45 ～ 60g，除了婴儿，大部分起点都是 30g 以上。黄芪健脾益气的作用非常强，现在研究发现它有增强免疫的功效，也是双向调节。

以上我们说的是本证 4 个类型的辨证治疗，下面我们说说标证的辨证治疗，外感风邪见于肾病各个阶段，尤其在肾病的急性发作期，明显水肿复发的时候，这个类型往往最容易合并外感。当然要注意区分是风寒还是风热，如果是风寒，用辛温宣肺祛风的麻黄汤，外感风热用银翘散，就这么简单。另一个标证就是水湿，水湿往往伴有明显的中度以上的水肿，腹水、胸水是它的标志，一般这个阶段的治疗还是从主症治疗，在真武汤或实脾饮的基础上，常常再加五皮饮和五苓散，这两个都是名方，在临床加减使用。要注意大戟、芫花等逐水的药物，因为肾毒作用比较强，临床要慎用。第三个标证是湿热，也是临床非常常见的一个证，尤其是长期用激素、反复发作、副作用比较明显的孩子，往往就容易出现湿热症状。我曾经遇到一些重症疑难病，到最后发现患儿经常出现舌苔厚腻、身上皮肤感染、食欲差等表现，要不然就是尿路感染。这些就是中医说的上中下三焦症状，它们共有的特征是什么？舌苔黄腻。有时候一看这小儿舌苔黄腻，尿检又有波动。在临床一定要按上中下三焦进行病位辨别，如果是上焦皮肤疮毒，用五味消毒饮，如果是中焦脘闷纳呆症状，可以用甘露消毒丹，如果是下焦小便不利，可以用八正散清热利湿，还有血瘀往往在病程的各个阶段都可以发生，西医就是高凝状态，往往表现为面色灰暗、唇暗色紫、有瘀斑瘀点，这个时候就需要活血化瘀，使用桃红四物汤和血府逐瘀汤。目前中医的治疗都很注意这一块，在治疗肾病过程中，尤其对难治性肾病往往都会加入活血化瘀药，主要临床使用建议是病程久、症状比较重、肾功能减退等情况。临床上，肾衰有急性、慢性，如果出现胃肠症状如恶心、呕吐甚至血肌酐增高的情况，那可能是肾衰了，在临床上往往用温胆汤加减，利湿降浊。

另外，在治疗过程中要注意调整阴阳。在用药过程中讲了很多方剂，使用时要注意气虚、阳虚，还有阴虚，如肝肾阴虚、气阴两虚。在这个病证分型上就体现了阴和阳的变化，因此，在治疗的时候一定要注意调整阴阳，"无阳则阴无以生，无阴则阳无以长"，在临床遣方用药的时候，注意调节阴阳平衡。我曾经有一个女患者，现在已经研究生毕业成家了，都是孩子妈妈了，当时病人明显有大量的腹水、胸水，面色㿠白，一派阳虚的症状，就用了真武汤，也用了实脾饮，后来用附子、红参，结果这个病人症状始终不缓解，我当时觉得非常难治，没有办法，当时我们医院还没有开展肾穿，建议转诊到南京军区总医院，但病人家长非常相信中医，说得带点药走，不然在路上怎么办？当时还没有现在的中药颗粒剂，只有饮片和丸剂，我就给她开了知柏地黄丸和附子理中丸，晚上吃附子理中丸，早上吃知柏地黄丸，两个方药交替使用，结果到南京做了肾活检，肾穿结果是轻中度的系膜增生类型，根本不是我想象中那么糟糕的病理类型。南京那边的医院让她还是回来找我接着治疗，她们回来那天，我正在门诊，可是一看孩子没水肿，按照以往的情况她离开医院半个月时间，那肯定就又肿得不行了，但是这次没有肿起来。后来我就发现之前的中药里面温阳利水的药物用量偏重，这个家长到我们这治疗之前已经在北京、上海周转了很久，最后才跑到我们这儿来，用药和之前的中药、西药一样，与当时不同的是使用了附子理中丸、知柏地黄丸，我就非常诧异，为什么原来用红参、附子都不管用，怎么用了丸药就解决问题了？这样一想就知道当时犯了一个最大的错误，只注意是阳虚，没有想到她长期应用大量的激素以后会有阴虚，而且就算是只有阳虚，也应该阴中求阳。而金匮肾气丸是在六味地黄丸的基础上养阴助阳的，同时有清热利湿的功效。通过这个教训，我以后就非常注意，治疗肾病都非常注意调整阴阳。中医的理论太重要，遣方用药要注意调节阴阳。

第四个，序贯辨证治疗，这个是我个人的经验，根据激素使用的不同阶段，结合中医的辨证，采用序贯辨证四步法。第一步在使用激素早期，激素副作用还没有表现出来，早期是温阳利水。激素使用两周以后，副作用就展示出来了，常常由阳虚变为阴虚了，这个时候用滋阴清热法。到尿蛋白转阴在减药的过程中，它的阳虚症状又逐渐地表现出来了，表现为气阴两虚，这个时候往往需要温肾助阳，气阴双补。到最后没有症状，尿蛋白转阴，完全在最小量的激素维持治疗期，要益气补肾，往往在无证可辨的时候，就该想到这个病本是肺脾肾三脏气虚和阳虚，需要益气温肾。总之，我们需要注意这四个阶段，早期温阳，中期清热养阴，中后期逐渐要气阴双补，到最后有益气固肾这样一个思路。

在前面讲了很多的方剂，从真武汤到实脾饮、五皮饮、五苓散等，中医在治疗肾病过程中必然会用中草药，然而在临床上中草药很难选，而且没有非常理想的中成药，大部分都是选用一个汤药。现在很多的年轻家长不会煎中药，都是一锅炖，其实中医很讲究升降浮沉、君臣佐使。有些中药一定要短煎，解表药比如麻黄，还要盖着盖儿，它的有效成分在挥发油里面，因此需要短煎。其实中医古书比如《伤寒论》这些中医的经典著作里边，对中药煎法和服法都有严格的要求，为什么呢？煎法直接影响它的药物效果，药物的煎服方法能够把不同的有效成分给保留出来，像轻药需短煎，有些慢性的补药需要久煎。第一煎 40 分钟，第二煎 45 分钟，要根据药物的成分控制时间，往往家长们都很难掌握，还有原因是工作比较忙，煎药是要有功夫的，有些需要小火，有些需要大火，有些需要猛火，给家长带来了很多的困难。非常庆幸的是现在由于时代的进步、科技的发展，临床有了很好的配方颗粒，配方颗粒选用的都是道地药材，要注意它的品种，比如牛膝，有怀牛膝、川牛膝；黄连、附子需要川黄连、川附子；怀菊花、怀山药、怀地黄、怀牛膝，是四大怀药，这在中医学上特别讲究，它的产地也很重要。另外配方颗粒的生产能按照中药非常规范的方法来炮制，能保持它的有效成分，达到效果。颗粒能达到中药煎药的疗效吗？我倒是有这种想法，把中药颗粒拿回来，放在一起来煮，煮个三五分钟，然后泡 20 分钟，让这个药物相互发挥作用。因为之前浓缩过，不用再长时间煎煮，这样的效果也非常好。

今天就讲到这儿，谢谢！

主持人：感谢丁老师非常精彩的分享，可以说丁老师对小儿肾病综合征从临床的诊断到中西医结合的治疗方案都做了非常全面深入的讲解。那下面也是选一些比较有代表性的问题，然后请丁老师协助在线听课的老师做一些回答。

问：有老师问肾病综合征存在低蛋白血症，此时该以降尿蛋白为主，还是要输血浆或输白蛋白？

答：在 20 世纪 90 年代，国外就主张最好还是输血浆，输白蛋白有什么问题呢？白蛋白是小分子，比较单纯，一般肝病输白蛋白比较多，在肾病主张输血浆，在国外很早就有研究发现输白蛋白以后，它可以延迟尿蛋白的转阴。为什么赞成输血浆呢？血浆里面不仅有白蛋白，还有球蛋白，还有各种免疫活性成分和补体，可以增强免疫。在临床方面，在 20 世纪 90 年代我进修的时候，已经在强调这个问题，低丙球血症的病人也可以输点丙球。有的时候，病人反复感染，也可以输丙球和白蛋白，如果是在没有血浆、没有丙球的情况下，可以输白蛋白。

问：在医院没有查 24 小时尿蛋白定量的时候，如果给孩子查的尿常规和尿微量白蛋白正常，能否说明孩子紫癜性肾炎有好转吗？

答：如果是 24 小时尿蛋白定量是正常的，微量蛋白也是正常的，单从尿检单子来看，那只能说缓解了，是不是治愈不好说，只能看它的发展，看他的病理类型。如果说持续尿蛋白是阴性，尿微量蛋白又是正常的，那缓解了，起码能维持 3 年以上，但紫癜性肾炎很难说是治愈，如果病理类型在Ⅲ b 以上，那以后可能还会复发，这个还是要根据他的肾脏病理类型来判断。

问：好的，还有老师问这个肾病综合征能够根除吗？

答：应该说看是哪个病理类型，如果是微小病变型的话，有80%的患儿最终预后是好的，而且是终身缓解，也有少数患儿尽管有频繁复发，但最后还是缓解了，有15% ~ 25% 的病人始终不缓解，比较麻烦，这是微小病变型。如果是系膜增生型，需要看它的轻重程度，也有完全缓解的。如果是中重度的，那很难终身缓解，缓解了可能还会复发。就像紫癜性肾炎，有轻度的，也有重度的，有些好了就不再复发，有相当一部分还会再复发。像继发的，如狼疮性肾炎是终生的病变，那就随时都有复发的可能，要根据不同的情况辨别。

问：孩子的尿蛋白定量已经恢复正常半年了，可以吃肉类的或是蛋白制品了吗？

答：小孩有肾脏病，并不是说不能吃蛋白质，不能吃肉。有些孩子可能是对牛奶、豆类、鸡蛋过敏，对各种各样食物过敏，现在可以查食物不耐受，一般情况孩子如果没有过敏史的，对某种食物不过敏，他就可以吃，只是说在大量尿蛋白丢失的时候不要过度地补，有些家长就误认为大量蛋白从尿里面丢失了，赶快多吃点蛋白质补补，恰恰不是这样，而是要适量地吃，吃得过多会增加肾脏的负担，但绝对不是不能吃。中国人的膳食特点应该还是相对偏素，有些孩子特别爱吃肉，吃得太多，那当然不行，不管是病轻病重的都可以吃，只是不要过量吃。

问：孩子尿常规的红细胞一直高，这个怎么能迅速降下来呢？

答：如果尿检红细胞增高，那要看肾脏病理类型。如果是紫癜性肾炎，它有蛋白尿，又有血尿，那首先要看蛋白尿情况，蛋白尿对肾脏的打击更大。如果蛋白尿能转阴，就只剩下血尿，因为紫癜性肾炎是血管炎，血尿常常可以持续很长时间，在临床上，往往是蛋白尿先转阴，然后血尿才转阴。还有一些蛋白尿转阴以后还会留下少量的血尿，能够持续很长时间，甚至一生都会有。在这个过程中如果一直有血尿的持续，还需要结合他的病理情况，有些还要注意有没有胡桃夹现象，有没有高尿钙，有没有合并其他导致血尿持续不消失的原因，需要专业医生来把握，加以区别。另外血尿的治疗，在临床上目前还是需要靠中医治疗，中药对血尿的治疗还是有效的，当然不是百分之百有效，需要中医辨证施治，进而中西医结合治疗。

问：还有的老师关心肾病综合征的孩子可以正常上学吗？

答：如果在急性发作期，有明显浮肿或高度浮肿，或者是尿蛋白在 3+ 以上的时候肯定不能上学，应该休息，如果缓解了，蛋白尿转阴了，可以考虑上学。另外在大量服用激素、免疫抑制剂的时候不适合上学，因为容易交叉感染，这个阶段我们还是主张在家里隔离。如果说是激素减到维持量，减到半量以下，或者是停药了，尿蛋白完全转阴了，病情缓解了，完全可以上学。或者恢复期，蛋白尿基本转阴，激素还在小剂量用，或者隔日小量用，可以戴个口罩去上学，不能长期不上学，耽误学业，也要根据不同的情况找看病的医生来帮忙把握一下再决定。

问：肾病综合征尿蛋白转阴后，胆固醇和甘油三酯一直比较高，这个怎么降下来？

答：在一般低蛋白血症这种情况下，血脂肯定高，高的原因有两种：一种是由于大量蛋白丢失导致血里面的游离胆固醇增高。因为胆固醇是和蛋白结合状态存在，当大量蛋白丢失以后，血浆蛋白下降，游离胆固醇增高，这个时候应当补充蛋白或者减少蛋白丢失，血浆蛋白慢慢就会恢复正常了。另一种原因可能是肝脏自身代谢导致高胆固醇症状，如果迟迟不恢复，要考虑是不是有肝脏代谢的问题，有个病叫类脂性肾病，有持续的胆固醇增高，这种类型可能就有肝脏代谢问题。其实不管原发的、继发的胆固醇高，都要用他汀类降脂药，阿托伐他汀有几代的产品都可以用，当然，中药降脂往往也有很好的疗效，比如在辨证的情况下，用点玉米须，用点山楂都可以，生山楂降脂。现在临床有五酯软胶囊等这些药，都是降血脂的。在肾病的治疗过程当中，降血脂的治疗其实是非常常见的，也是很重要的一个治疗措施。在正规激素、中药治疗过程中，只要血脂持续增高，都要用降脂药，这是一种常规的治疗措施。

问：孩子彻底停药了，还需要多久去复查一次？

答：完全停药以后，如果说疗程足够，治疗非常规范，在缓解期还没有达到治愈的标准，在三年以内建议买测蛋白尿的试纸，时不时地测个尿。如果大一点的孩子有尿的时候，顺便测一下尿常规或24小时尿蛋白定量；如果是小小孩，可以1～3个月测一次。要是到医院复查，基本上在缓解的状态下还是建议三个月或半年复查一次。如果完全缓解了三年，以后就不用到医院去，有问题再说。缓解半年以内，应该一个月复查一次；缓解一年以内还未达到一年，三个月复查一次；缓解一年到两年的，半年复查一次；缓解达到三年以上，第三年就一年复查一次，到过了三年以后就不用再注意孩子有得过这个病，他3年、5年的时候就痊愈了，按痊愈标准来看，一般就不用复查了，但是要注意孩子在感染、剧烈运动疲劳的状态下，需要复查尿，也有缓解3年、10年的还复发，也还是要注意的。

（河南省医学科普学会中西医结合肾脏病专业委员会2019年年会暨中原医师论坛，郑州，2019年11月30日）

扫码看讲座

第五节　论小儿肾病治疗的标本与扶正祛邪、序贯辨治

　　大家好！今天给咱们（河南中医药大学）一附院、二附院这么多的医生进行培训，我认为这是非常好的机会。我为什么要来讲课呢？主要是我希望把自己更多的经验传递给临床医生，让大家的医术都能有所提高，让更多的人能够认识这些疾病，从而改变中医儿科在学术界的地位。

　　我今天这个讲题就是以扶正祛邪治疗小儿肾病的标与本，这样理论性的概念是从实践中得来的，中医的理论直接指导我在临床中的治疗，如果在以前，我是不可能有这个体会的，也是现在我才真正感觉到君臣佐使、升降浮沉、阴阳平衡太有用了！下面我就从小儿肾病治疗的标本与扶正祛邪、序贯辨治这个角度，结合临床，给大家讲解。首先是辨别标本的主次，阴阳的消长，把握扶正祛邪的原则，重视调整阴阳辨证方法，另外注意辨证与辨病相结合，其次是我治疗难治性肾病的体会，最后讲一讲在临床使用中成药的过程，需要多应用和研究。

　　肾病综合征是儿童时期常见的肾小球疾病，近60多年来，由于得到激素包括其他免疫抑制剂治疗，疾病缓解率有所上升，病死率也在明显下降。目前大家公认激素是治疗肾病综合征的首选药物，如果说在病人大量蛋白尿且高度水肿的时候，希望用纯中药解决问题，不能说百分百无效，但可以说效果几乎微乎其微。我觉得应该正确对待咱们中医的优势，比如这个问题解决不下来，但是在其他方面是有效的。77.6%～91%的原发性肾综患儿初始激素治疗敏感，但是有一部分，复发率仍然特别高，可达80%～90%，其中25%～43%为频复发或激素依赖，这个复发的概率还是非常高的，它有反复发作或是激素依赖倾向，另外，根据报道大约15%～20%的患儿出现激素耐药，若长期激素耐药，还要再用其他免疫抑制剂，一方面，这些二线三线的药物价格特别昂贵，农村老百姓基本用不起；另一方面，这样虽然提高了疗效，但这些免疫抑制剂也带来了更多的副作用。如果你长期应用激素，也会导致生长发育的抑制，加上频繁复发，导致原先是激素敏感最后演变成激素耐药，成为真正意义上的"难治"。目前如何加用中药治疗来减少激素以及免疫抑制剂的副作用，并且提高它们的疗效，这已经成为

小儿肾脏病临床最关注的问题。

肾病作为一个免疫性疾病，中医有很多优势，并得到同行的认可，而且是有很多历史渊源的。肾病在中医属于水肿的范畴，多属阴水，有反复复发、迁延难愈的特点。肾病和别的病不一样，容易发作，复发率可以达到71%～90%，那就意味着绝大部分患儿是要复发的。病人经常来问，这病能不能治好，我说只要对激素治疗敏感转阴容易，但是将来复发的问题很难说，个人情况不一样。中医有关脏器包括肺脾肾肝四脏，从病机方面来说，它是阴阳交错、虚实错杂的，而且最关键的一点是本虚标实，从治疗原则来讲，要辨别标本的走势，阴阳的消长，要注意扶正祛邪，在治疗上一定要首先考虑是标证还是本证，在阴阳方面是偏阴虚还是偏阳虚，要把握中间的一个变化规律，然后再决定下处方时是以扶正为主还是以祛邪为主，抑或扶正祛邪兼顾，这一点是非常重要的。另外我在临床开处方的时候都是先考虑中医的辨证，然后再考虑中医的辨病，最后要重视阴阳失衡，到底孰轻孰重。对于肾脏病在哪个阶段怎么治，哪个阶段养阴哪个阶段补阳，它是有规律性的！当然我觉得这不仅仅是对于肾病而言，对于很多慢性病都可能会涉及。再来说辨别标本主次和阴阳消长。所谓标本主次，首先要知道什么是本，中医的本是对脏腑，辨证方法包括八纲辨证、六淫辨证、卫气营血辨证、六经辨证等，但最基本的是脏腑辨证、八纲辨证。肾病主要就是以脏腑辨证为主，涉及阴阳，再牵扯到表里，脏腑辨证就是肺脾肾，以这三脏的虚弱为主，难治性肾病可能涉及肝脏。包括内科在内只要提到水肿，就有"凡水肿等症，乃肺脾肾三脏相干之病"一说，学习中医可不是死记硬背，实际上在临床学中医的时候，我觉得类证鉴别，就像西医的鉴别诊断，恰恰是个难点。同类的症有什么区别，急性肾炎和肾病同样都是与肺脾肾三脏相关，但是不同的疾病是不一样的，一种是以虚弱为主，另一种是以功能失调为主，所以它是有所不同的。既然是本虚，即脏腑的虚弱，那下一步治疗，对于肾病总体来讲，主要是分本证和标证。

首先就要知道标本的关系！我每次讲课都给大家讲，我刚从中医药大学毕业到临床，那时候教材上就只有阴水、阳水之分，根本不像现在这样，我第一次把这个标本分型搬到儿科教材上来，也算是做了贡献。但这不是我发明的，是全国治疗肾病的名中医，他们开了八次座谈会，最后在 20 世纪 80 年代后期才定下中医肾病的 4 个本证证型，即肺脾气虚、脾肾阳虚、肝肾阴虚、气阴两虚；5 个标证证型，即外感、水湿、湿热、瘀血、湿浊。因本虚就容易感受外邪，感受外邪还易生湿，水液代谢失常，导致生湿化热，还可以导致瘀血，由正虚而导致标实，也就是所谓的因虚致实。另一方面，邪实反过来又可以进一步耗伤脏腑的正气，导致脏腑正气更虚，虚与实之间就是这样经常变化的。我在遣方用药的时候，会经常注意，它是本虚多还是标实多，或者本虚标实共存的，又或者是并重的，这就是我们临床辨证所要把握的。

我也看到一些年轻人用真武汤、参苓白术散或者用其他几个方，但从他的用量里边儿就能看出来，他一点都搞不清中药用量。中药的关键在于用量，同样的方，我用黄芪 35g 或 45g，而你只用了 10g，你能达到我治疗的疗效吗？单独看方子差别不大，但是剂量不同效果就不同。一般厨师与一级大厨师用一模一样的油盐酱醋做菜，做出来的口味一样吗？在肾病的不同阶段，标本虚实主次是不一样的，或重在正虚，或重在标实，或者虚实并重，在水肿期间多是本虚标实并重，这是因为在水肿期间，病人全身高度浮肿，面色㿠白，这时就有阳虚，再加上完谷不化，这样病人展示出的是一派的阳虚外寒的证候，中医说本虚脾肾阳虚，乃真武汤证。病人出现的胸水、腹水，按中医的理论，就像水邪泛滥，属于一种邪湿之证。而且在病房经常碰到越是高度水肿的孩子越容易合并感染，要么是上呼吸道感染，要么是肺炎，又或者是合并肠道感染。水肿涵盖的病太多了，包括肾病水肿、营养不良性水肿、肝病水肿等。对于肾病水肿来讲，一定要注意在高度水肿阶段或者合并有感染、胸水、腹水，这些也属于邪实，既有本虚阳虚的一面，又有邪实的一面，这就是本虚标实并重。治疗外感，有阳虚、脾肾阳虚本虚，那治疗虚证合并发热、咳嗽，有肺炎的症状，怎么治？它跟一般的肺炎治疗不能一样。一般的肺炎就是宣肺止咳，宣肺的同时散寒或者进行清热止咳都行，但是在肾病的基础上患上肺炎，就有本虚的问题，本虚标实，首先要扶正，治脾肾阳虚或者是肝肾阴虚，或者气阴两虚。在这个基础上，再治疗外邪，即使外邪祛除的情况，也时刻不能忘记正虚的问题，这点就是治疗急性肾炎和肾病的一个本质区别。对于治疗在肾病过程中合并感染的患儿，一定要注意不能只祛邪，到缓解期，往往都是以虚为主。有些有反复感染或者大便稀溏的患儿，出现这些症状以后，注意辨别有无脾气虚或者脾肾虚。有的情况真是无证可辨了，比如一部分病人到恢复期蛋白尿转阴了，全身浮肿早就消失了，血浆蛋白恢复正常了，在这个时候怎么辨证呢？那就要考虑它的发生原因。关键的问题还是肺脾肾三脏的虚弱，没有症状可辨时，我也要以治虚为主。当然，还可以考虑到这个病的发生可能与邪气留恋有关，要注意邪气的问题了。肾病的浮肿轻重与蛋白尿的轻重是密切相关的，蛋白尿越多，浮肿就越明显，在治疗的时候，肯定不能光盯着浮肿程度，例如老的方法用甘遂、大戟、芫花这些逐水药，反而肿得更厉害了；再说那些有肾毒性的药，现代的肾脏病医生，基本上是不用的，有时候，治疗本证是有很多办法的。

当蛋白尿明显减轻或者消失以后，浮肿自然就消退了。但是还有部分病人，往往蛋白尿持续存在，但达不到水肿水平，这个阶段水肿始终不明显；还有一些中轻度的蛋白尿，也不浮肿；当然还有是蛋白尿流失挺多就肿不起来，这种更麻烦，在中医学上是干性肾病。宁愿看着病人肿得跟小水人一样，因为这种病人往往对大多数药物是敏感的，如果病人大量蛋白尿甚至好几克以上的水平，但是肿不起来，这恰恰是非常糟糕的信息，往往同时伴有肾小管的损伤，肾小球和肾小管失去平衡就肿不起来了，也可能是肾小球和肾小管间质都有病变。好多病人一看水肿下去了，心里很开心，实际上水肿下去不一定好，关键要测蛋白尿。

作为肾病来讲，蛋白尿是最关键指标。诊断、辨证的时候，除了关注急性期高度水肿以外，平常基本上是根据蛋白尿的轻重来判断患者病情是好转还是加重的，然后再根据中医辨证开药。另外是要辨别阴阳消长，"凡欲辨水气之易者，在于辨其阴阳"，所以首先要考虑到阴阳的变化。肾综虽然属于阴水的范畴，但是由于病情的演变，往往涉及阴水和阳水之间的转化。比方在初期，即水肿期，往往是气虚阳虚，全身浮肿，面色㿠白，有时候可能会有明显的水肿等症状，这个阶段往往是气虚和阳虚。由于病久不愈或者是反复发作，而且长期用激素以后，病情出现变化，常常会阳损及阴。所谓阳损及阴，一方面是可以顺着病情自然地发展，这时阳损及阴跟激素没有关系，往往这就是病情严重了，治疗是非常棘手的。但是在临床上不可避免都要使用激素，由于激素的使用，病情发生了变化，这也叫变证。激素的使用按中医的理论类似于补阳药，这个早年就有人做过实验，当时是中国早期的中西结合大学，目前是上海复旦大学的附属医院，它就做中医肾病的研究，在国内开创了中医实验研究的先河。当时我还年轻，那时候看到它的东西也很感慨，发现其做小鼠造模实验，刚开始把小鼠造成阳虚的模型，当时所谓造成阳虚模型的方法就是带动基础体温下降合并黏膜水肿。等过一段时间给它喂激素，喂激素以后，小老鼠从原来基础体温下降慢慢开始出现各种兴奋躁动，互相撕咬，毛发增多，食欲亢进，最后慢慢再把激素撤下来，它又回到一个阳虚的本证，成为刚才讲的最早的阳虚模型，这个造模方法真的非常有用。对临床用药有很大的启示：当长期或者大量应用激素以后，疾病从阳虚转成阴虚，因此，用大量激素同时再给大量补阳药，比如附子、肉桂等是不可以的。这时候就要看它不同的激素用量和阶段，在早期阳虚时用真武汤包括附子都可以，但是大量使用激素或者病情反复不愈，导致有阴虚的症状时，你就一定要注意了。到后期阳损及阴，也可以导致阴虚或者是气阴两虚的证候，气阴两虚实际上在临床上是最多见、维持时间最长的一个阶段，因为这个病本是肺脾肾三脏的亏虚，病本是气虚阳虚，尽管出现阴虚的证候，但不要忘了它有气虚或者阳虚。

　　遇到肾病阴虚证型，又患感冒或肺炎了，到底是阴虚还是阳虚？怎么下中医的诊断？例如，一个本证脾肾阳虚，可以兼水湿、瘀血，那么一个本证可以兼一个标证或者两个标证，或者兼 5 个标证，就像现在说一个基础病可以有很多并发症的道理是一样的。当然，从阴水形成的这个过程就可以看出来，当感受外邪的时候，又可以出现阳水的症状，在之前因为感染出现了面部浮肿，这样一看就认为是阳水的证候，这样的诊断是不对的。

　　我曾经就遇到过这样一个患肾病的小女孩，小孩那时候到这儿都一岁多了，她已经辗转很多医院了，她妈妈听别人介绍跑到我这儿来了。我记得她是在 11 个月时发病的，当时高度怀疑她是先天性肾病，她住院的时候就有蛋白尿、血尿，而且是肉眼血尿，我都认为不可能治好了，当时这孩子家长要住院，我说别住了，因为当时都觉得没有治疗的希望了，而且治疗起来也是非常麻烦的。但是小孩的姥爷坚决要住院，后来，所有药物都用了，但情况就是不见好转，那个时候还没有他克莫司，因为长期使用免疫抑制剂，反复感染，用中医的理论就是老感受外邪，在这种情况下，原本是阴水，但一感受外邪，就出现了阳水的症状。我当时就知道治疗希望不大，连我自己都没有信心。后来查房时看到她头面部肿得很厉害，正常来说，水肿是全身肿，腹水、胸水，可是这个患儿有非常突出的一个面部肿的症状，我就抛开西医这些东西了，按中医理论来讲就是阳水。她老感冒咳嗽，我就用麻黄连翘赤小豆汤加减，没有想到服药以后浮肿慢慢消退了，我已记不清麻黄用量多大了，但当时我还担忧麻黄过量对孩子有不良影响。小孩有咳嗽，有外感症状，就是由阴水又转化为阳水，再加上这个患儿用激素也很长时间了。所以我用药就以宣肺散寒为主，又加了一个扶正的药物，扶正祛邪。后来她外感症状减轻，关键是面部的水肿情况明显减轻，尿量增加，原来一天就几十毫升尿，用药以后她尿量奇迹般地慢慢增加，最后这孩子完全缓解了。后来就吃点中药巩固疗效，慢慢两天一付，到后来三天一付。选择慢慢巩固治疗，一个是家长心理的需要，另一个是疾病的后期需要巩固治疗。最后这个孩子病情完全缓解了，现在都上初中了，情况非常好，她前几年还来看望我。这就是说存在阴水转阳水的过程，既要注意它是个阴水病，又有阳水的症状。

在肾病的病因涉及的内伤外感、脏腑气血、阴阳辨证，都属正气虚弱为本，邪实为标，我一直强调本虚标实，虚实夹杂，现在就以肾病为契机，讲一讲免疫性疾病如狼疮性肾炎、过敏性紫癜、紫癜性肾炎，还有儿童类风湿关节炎等，都是多脏器的损害，所有的慢性病都有一个以不变应万变的规律，即本虚标实，这是它们共有的特点，所以这些病人肯定都有本虚标实的问题。在某个阶段可能以标实为主，但是整体上它是一个本虚标实证。正因为肾病和许多免疫性疾病都一样，是本虚标实，那么，治疗时候一定就要把握好扶正祛邪的原则。肾病的扶正就是益肺健脾补肾，这是治本的方法；祛邪就是宣肺利水清热。当然，不同的阶段、不同的标准，要采取不同的方法。我觉得清热化湿在整个肾病治疗过程当中也是非常重要的，水肿病以健脾温阳，扶正为主，但一般在水肿期，往往是我刚才说的虚实夹杂、正虚邪实的阶段。要有早期的健脾温阳为主，如果出现水湿、外感、湿热、瘀血时，一定要利水宣肺解表，清热利湿，活血化瘀。若在恢复期，尽管是以正虚为主，常常还会有正虚邪恋证候，在这个时候，既要以扶正为主，还要注意兼顾祛邪的方法。在早期可能没有出现并发症的时候，以扶正为主，到后来又出现并发症的时候就扶正祛邪兼顾。在肺炎急性感染的时候，我就以祛邪为主，但一定兼顾扶正。在临床一定要注意的是祛邪不伤正，而补又不能助邪。小孩肾病往往最容易感染，一个原因是激素容易导致感染，还有一个原因在于本身就容易反复感染，尤以呼吸道感染最多，其次就是肠道感染、皮肤感染。家长就特别害怕小孩感染，以前我在诊室看小孩肾病的时候，有个小孩的家长看见有个小孩子咳嗽，赶快把他的孩子拉到一边，这说明这个家长有防感染的意识。

有次我听了一个讲座，主讲人是从美国回来做药物分子生物工程的，真是让人流连忘返。他讲中药的分子生物，还有分子病理药理等，让我觉得中医药的未来前景真的很美好。现在抗生素、抗病毒药物都是单体的，我们总是说中医那么多的成分到底是哪些成分起作用的，从以后药学的发展趋势来讲，这就恰恰是中医的优势。因为西药容易产生抗体，一旦出现耐药就没办法了，之所以说中医在治疗免疫性疾病这方面效果特别好，正是因为这些疾病都是多靶位、多环节的病变，而中医药物是多靶位、多靶向的，这是用一个西药能解决问题的吗？中药包含非常多的成分，它可以减少耐药，而且作用的靶点比较多，以前都说的劣势，现在反而成了优势的地方，以后药学的发展已经不再是单纯的、单一的研究，而是多靶位的研究。我现在用中医治疗免疫性疾病尤其多靶位、多环节的病变，恰恰是中医的优势！当然中医治疗还要辨证，注意在治疗过程中坚持祛邪不伤正，补益而不助邪的原则，再就是要重视调节阴阳的方法。第一个是调节阴阳失衡，在肾病的初期多为阳虚，久病不愈，长期或者大量用激素以后出现了阴虚症状，或者是出现气阴两虚的症状，甚至出现肝肾阴虚、阴虚阳亢的症状，这时候患儿出现满月脸、口疮、烦热、高血压、全身的皮纹断裂（在水肿的过程中渗液把皮肤都撑开了）等很多症状。如果患儿出现皮纹断裂，再用激素是不适合的，因为对激素大多是不敏感的，或者就是容易出现激素耐药。中医确实需要经验的积累，有些症状表象是由于激素导致的阴虚阳亢，但实际上它是阴阳两亏。服激素后出现满月脸、口干、高血压。有的小孩原来都不爱说话，一吃激素，变得爱说话，整天跟他的爸妈唠叨，中午不睡觉，晚上也不睡觉，这实际上就是所说的阴虚阳亢。虽然这孩子有一派阴虚阳亢的症状，但不要忘了他本是阳虚气虚，这个时候也不能只去补阴，要考虑阴阳两亏。因此一定要坚持在整个治疗肾病的阶段，都考虑到调整阴阳平衡这个关键问题。

　　一般对于早期水肿需要益气温阳，另外建议养阴；在中期水肿，用激素以后，是重在养阴，我刚才说的出现一派阴虚阳亢症状，仍是要以养阴为主的，另外建议一定要扶阳；在后期恢复期，往往又回到益气养阳、温阳的阶段，把激素撤掉后，类似小老鼠阳虚的症状又出现了，说明他的病本就是阳虚。在后期要注意温阳，益气温阳，这样最终才能达到阴平阳秘，脏腑的功能平衡状态。我在临床常用的益气温阳药，有黄芪、肉苁蓉、菟丝子、淫羊藿、巴戟天、杜仲、附子；益气常用药是黄芪。在这里，我要给大家说一下，2～3岁的孩子，甚至1～2岁的孩子黄芪我都用到30g，再大一点的孩子可以用到45g，成年人都是用60g。在这方面除了自身临床经验以外，我也看到一些研究，药物的疗效和它的剂量是呈正相关的。我在大量运用补气药时，喜欢加一些砂仁以行气，才能使补而不塞。我有个洛阳的病人，刚开始他对激素敏感，之后产生耐药了，到最后能用的药全都用过了，还是不好。这个孩子当时到我这儿的时候，吃激素导致的满月脸，又白又胖，整个激素典型的副作用从两三岁一直到8岁，没有停用过激素，一停就复发。使用激素的时候病情就会好一点，就算病情有点儿反复，也会表现得轻一点，然后再配合其他医生的治疗，病一直就那样反复复发，最后到我这儿来治疗。在他身上所有我能想到的、能用的药都用过了，病情依旧不见好转，临床上患儿长期使用激素会导致小孩肾上腺皮质功能萎缩的问题，这都是有报道的。在我年轻的时候，就发现有些重症肾病综合征的病人，来找我治疗的时候已经使用大量的甲强龙、地塞米松，其实这个治法是非常错误的。大量且长期地使用激素会导致小孩的胸腺萎缩，而胸腺在婴幼儿时期，是属于免疫器官，若大量使用激素抑制小儿胸腺发育，那么将来很可能就出现免疫缺陷疾病。

曾经就有个医院，为小儿做手术时把其胸腺给摘除了，对于成年人来说，胸腺切除问题不大，但是对于儿童来讲，尤其是婴幼儿，如果胸腺摘除，就真的会变成很大的问题，以后就是免疫缺陷。对于病人短期用激素可以，千万不能长期且大剂量用激素，这样以后会导致小孩胸腺萎缩。有尸检报告显示，一些重病人大量用激素会导致胸腺急性萎缩，同样肾病长期使用大量激素后也会导致病人肾上腺皮质功能萎缩。我一询问得知他在 2～3 岁就开始使用激素一直到当时几乎没有停用过，他的肾上腺皮质肯定是萎缩的。这个时候怎么办呢？我唯一能做到的，就是在给他使用激素的同时再加用雷公藤，而且治疗过程中，再慢慢调整益气补肾的药物，促进病人自身的肾上腺皮质功能恢复，在这样的用药情况下，病人的病情缓解了。我为这个病人治疗了 5 年，他使用激素 8 年才真正停用下来，在他整个的治疗过程，遣方用药是很艰苦的，期间应用中药慢慢为他益气补肾温阳，加上扶正与祛邪兼顾，例如他若出现感染症状就加用点祛邪的药物等，需要医生有耐心，而且细心。后来激素减量程度慢慢下降，对于一般患者通常是半片减，有的时候是一片减，而对于他就 1/3 片往下减，维持剂量时间有时候达 2～3 个月，甚至半年才减一片。就这样，到后期对他的治疗用药真是跟绣花一样慢慢去雕琢。若治疗难治性肾病，减药的速度更慢，疾病早期任何医生都知道如何用药，而对于巩固治疗阶段，难点关键就在于减药期，这就需要医生靠自身的临床经验，去决策如何慢慢减、如何配合中药治疗。对于治疗期中药的使用，根据病人的临床表现，再去决定是以扶正益气为主，还是以温阳为主。有时候有些病人激素减量以后会出现刚才所说的阳虚之证，比如出现大便稀溏，这就需要在问诊的时候询问病人患病之前平素大便的情况是什么，这一点是很重要的。可能有些病人平素就溏便，但他认为那是正常的，而恰恰中医理论认为这是有脾虚的，脾气虚，所以问诊的时候要仔细询问。当医生，有的时候往往要注重细节，细节决定成败，每次我宁愿少看几个病人，也要仔细琢磨，他到底问题出在哪儿？一个是中药的配伍，君臣佐使的问题；一个是如何减激素，我都在找细节，在每一个很细致的环节当中，找出解决方案，但有的时候，我也并不是全部都能解决，不过我还真是解决了不少别人无法解决的问题。

有些治疗非常有效的病人都是停用激素以后，又吃半年到一年的中药，有的病人吃药特别困难，我就想着办法让他一剂药吃两天，服药方法是晚上睡觉前吃一次，这样就减轻了服药负担。对肾病来讲，一般是健脾补肾的，用药遣方一般不包含肾毒性药物，在蛋白尿消失以后，一般再巩固治疗半年以上，难治性肾病需要一年甚至更长时间慢慢调理，这就跟激素减量一样，比如小剂量治疗维持隔天一片，这样既没有副作用，又能让他慢慢自身恢复，这都需要在很多治疗细节上处理。

我总结了激素的不同剂量，后来就在这个基础上，我根据患儿不同阶段病情、表现状况，来配合中药使用，而且这是有规律的。根据这个规律循序渐进地采用不同的治则治法，我称之为"序贯辨治"，当然序贯疗法不仅仅用于肾病，还可以用于治疗其他疾病包括慢阻肺、肺炎等。早期对于肾病来讲是采用温阳利尿；中期就是采用养阴清热；到中后期，温阳补肾的中药就要逐渐增加；到后期，温阳药逐渐加强，若到后期，无证可辨，就要益气固肾，从病本出发考虑。运用大量激素最常涉及的问题是感染，还有内分泌的改变，比如出现毛发增多、情绪亢奋、汗多、睡眠不安。我简单举个例子，有个 5 岁的小男孩，当时用激素已经无效，激素的副作用使血压增高，发生了两次抽搐，出现高血压脑病，又合并严重的感染，而且出现皮纹断裂，大量的组织液渗透到皮肤，一天要用好多包纸巾擦拭，当时一五三医院儿科主任就说让这患儿转院，结果他转到郑大，在那里治疗方法也是一样的，最后实在没办法了，转到我们中医院了，那时候病人自己也觉得没有希望了，该用的药都用过了。来这儿以后我就发现一个问题，他的舌苔是黄厚腻，经过中医辨证，应用温阳利水治法，他住院 3 个月，困难是一点一点解决的，后来病情明显缓解很多，他就出院了，出院时尿蛋白（＋～＋＋），出院之后我继续在门诊给他治疗，之后又治疗一段时间，尿蛋白完全转阴了。如果没有足够的耐心，真的治不好。后来有一天这男孩到一五三医院，正好在门诊室碰到他原来的管床大夫，大夫看到这孩子特别惊讶，这个大夫回到病房，赶快和他们主任反映这个情况，传开以后，全科都沸腾。当时主任说过一句话，谁能治好那个男孩，他就拜谁为师，那个主任的为人是非常严谨的，结果他真的带领他的团队，到我们这儿来学习。当时高主任提前打电话让我准备回顾一下他的病历，让我当面介绍介绍。我回顾他的病历，一看治疗过程中结合中医辨证，大部分用的药物功效都是清热利湿，长期用激素一般都会伴有湿热、瘀血，所以我经常用清热解毒、活血化瘀的药物，我认为在疾病用激素的过程中，容易合并感染，我们中医用中药一定要牢牢记住清热、利湿、解毒这个方法，可以大大减少抗生素用量，缩短其疗程。最后我在回顾整个病历过程中，又总结了很多经验。第一个就是阴阳互补，即中医理论中阴阳互根的道理；而清热解毒、清热利湿、活血化瘀等，这都是针对难治性肾病的治则治法。按中医辨证来说，患儿面色乌紫，舌苔紫暗，表明有瘀血，用活血化瘀的药物，最后这孩子病情真的完全缓解了。在肾病治疗的过程当中，使用大量激素的同时，不要忘记清热利湿解毒；在激素巩固治疗期间，也就是到后期这个阶段，往往会由阴虚转变为气虚和阳虚，这时就需要益气养阴固肾。在激素治疗阶段，肯定会有副作用，但是以最小的有效量维持治疗基本不会产生明显的副作用。采取隔日口服激素的办法，当然也有极个别小儿不能采用隔日口服激素的治疗方法，但大部分孩子都是可以采用这种办法的。可以保护他的肾上腺皮质功能，使用激素会产生峰值，隔日服他体内激素就会出现一个低水平，从而刺激患者自身的激素分泌功能，在此过程中，用补肾的中药更可以帮助患者自身肾功能的恢复。

另外，一定要注意辨证与辨病相结合，所谓辨证与辨病相结合就是既要用中医辨证思维，也要结合辨证辨病。就比方说，你在用激素或者毒性药物的时候，怎么防止它的副作用，也是临床应该注意的问题。我记得早年在20世纪60年代末70年代初，就做研究证明了这一点，滋阴补阳药对防止激素的副作用、巩固疗效方面确实有很重要的意义。根据证候结合激素的疗程从而采取不同的方法去诱导、去巩固疗效，实际上就是诱导期和巩固期，巩固期就相当于减药期，现在西医也不说巩固期了。早年的老专家就认为有三个阶段，即"激素三部曲"，早期足量的激素是诱导期，然后在减激素的过程，就是巩固治疗期，再到最小的有效治疗剂量的激素维持用药称为维持治疗期。按中医的方法，在前两个阶段，采用益气养阴，到了后期温阳，实际上就是所谓的序贯治疗，即早期温阳，中期养阴，后期又温阳。

辨证与辨病相结合，要注意其合并症，根据病人的免疫状态和病理改变的不同，采用不同的治疗原则，比如小儿肾脏病最常见的合并症是感染、高凝。高凝也不是说都能看到病人有舌质紫暗、有瘀点的症状，有时候临床瘀血症状的表现不明显，如果是属于难治性肾病类型，只要出现高凝状态，有高凝的指标，久病多瘀，就可以用活血化瘀。另外，根据免疫状态，低免疫状态这种确实临床上往往表现为反复感染，如反复呼吸道感染、肠道感染、尿路感染等，这些是最常见的，要看免疫指标，免疫指标低下或者亢奋，都是要注意的。例如治疗过敏性紫癜，疾病本身就是高敏反应，还要用补药，那不是雪上加霜吗？但是，作为肾病综合征，在通常情况下病人免疫低下的类型比较多，在这种情况下往往就是中医所说的湿气化热症状。免疫低下是属于正虚，又容易合并感染，这就相当于邪恋，在这时要结合现代医学指标，免疫低下需要扶正，在祛邪同时加强扶正力量，当然正虚包含肺气虚为主或脾气虚为主，或肺肾气虚为主。有的病人出现大便溏薄，但原来用激素时候大便就很正常，一到后期激素减到最小量的时候，大便开始变稀，这时候肯定属于脾气虚，此时加强健脾是没有问题的。病人临床表现出外感湿热血瘀的时候，在治疗上注意清热利湿、活血化瘀。对于膜性肾病的病人而言，机体高凝状态比较严重，但湿热症状不多。结合不同的病理类型，这就是在辨证的基础上结合辨病。比方说尿路感染，在用激素情况下，小儿尿路感染没有出现其他症状，就可能只有胃肠道呕吐症状。膀胱刺激征，尿急、尿频、尿痛都没有，但是一查尿培养就发现有炎症，证明有细菌感染，像这种情况，就是辨证与辨病相结合，做了相关检查，有尿路感染的证据，在中医辨病的基础上，再结合下焦湿热，这就叫辨证。我首先是辨证，按中医的思维思考，他到了属于阳虚阴虚的疾病阶段，从而益气温阳，在这个基础上，再清利下焦湿热。如果小儿尿路感染症状不典型或者按中医辨证无法明确证型，仍然是可以清利下焦湿热，用点儿金钱草、茜草等清下焦湿热的药物，往往能够达到事半功倍的效果。

现在国内外都把治疗难治性肾病分为频繁复发、激素依赖和激素耐药，这就是难治性肾病的3个条件，第一个是激素使用之后仍然频繁复发，以前诊断条件是1年复发3次，半年两次，而现在诊断要求1年4次，我觉得这个条件有点儿高，实际上还有一个指标，就是在发病诱导期用足量激素情况下，激素还没减量，不管任何原因，病人在诱导期就复发也提示是个难治性肾病。第二个是激素依赖，激素减到一定的剂量或者一停激素就复发。第三个条件是激素耐药，用足量激素冲击尿蛋白都转不了阴的。当然最难解决的一个类型是激素耐药，这是临床上医生感到最棘手的，也是治疗的难点。前两个类型，我感觉配合中药，都能够起到疗效，激素耐药这个类型只能对部分病人有效。我觉得要有足够的病人，才能有足够的临床经验。我曾经做过一个课题，观察了232例肾脏病患者，其中原发肾综192例，紫癜肾40例，属于难治肾病126例。难治性肾综的3个条件，在这里边纳入的就是气阴两虚兼湿热血瘀的，肾必宁颗粒就是针对气阴两虚而设，因其耗时最长，病因最多，两个组是中药治疗组和西药对照组，西药对照组按照西医方案治疗，疗程都是3个月，最后观察的结果是在减轻蛋白尿、消除水肿、降低感染率、复发的频率、有效率和缓解率方面，中药组是优于西医对照组的。实际上也就说明了在用药过程中，中药可以降低感染率，从而可以降低复发率，中医补肾的药物也可以促进患者自身的皮质功能恢复，通过降低感染率调整患者体质和免疫状态，最终提高疗效。这个方案就是我用了很多年的方案，现在临床也在用，即温阳与滋阴并举，扶正祛邪兼顾，正好针对难治性肾病。在临床要随症加减，我经常将五味子和煅牡蛎联合应用于小儿阴虚阳亢型，即用了激素以后出汗多、睡眠不安的类型效果非常好。一般在后期，在激素逐渐减量的过程中，加强补肾阳，一方面加味一方面加量，这样减少复发率。临床观察有不同类型的肾脏病，有原发肾综和继发肾综，这也体现中医理论的。

比如同样一个感冒，早期感冒分为风寒、风热、暑湿等不同类型，用药也不完全一样，这就叫同病异治；所谓异病同治，像风热感冒、咳嗽肺炎不是同一个病，在临床上二者经常出现风热证，都可以用麻杏石甘汤，这就叫异病同治。

有一次，我记得他们问我发汗的机制是什么，我说例如中药麻黄，按照中医是辛温发表的中药，而且治疗外感疾病中是非常重要的药。按照西医的理解，麻黄有扩张表皮毛细血管的作用，对毛细支气管也是具有扩张作用。扩张表皮毛细血管就可以发汗，扩张毛细支气管就可以平喘，另外它可以增加心率，而通过中医的中药配伍，君臣佐使，加用石膏，这种增加心率的副作用就明显地减少或者消失。中医所谓的君臣佐使，相当于西医的拮抗协同理论。

　　谢谢大家。

（2020 年第六批全国老中医药专家学术经验继承培训，郑州，2020 年 6 月 21 日）

扫码看讲座

第六节　小儿遗尿的中西医诊疗现状分析

各位听众、各位朋友，大家晚上好，非常高兴再次以网络的形式和大家见面，今天由我来给大家谈一下小儿遗尿的中西医结合诊疗现状。我将从以下六个方面进行介绍：

小儿遗尿的定义随着时间的迁移和国内外的更新，多少有些区别，但总体上还是一致的。在 2016 年国际对其的定义是：若小儿 5 岁以后，每月至少发生 1 次夜间睡眠中不自主漏尿症状且持续时间 3 个月以上即可确定为遗尿。而早在 2008 年国际疾病分类及 2019 年国内制定的《儿童遗尿症诊断和治疗中国专家共识》对它的定义是，5 ～ 6 岁儿童每月至少发生 2 次夜间睡眠中不自主漏尿症状；7 岁及以上儿童每月至少尿床 1 次，且连续 3 个月以上，没有明显精神和神经异常。大龄儿童和青少年需适当放宽遗尿的诊断标准，对大龄儿童来说，不一定是每个月一次，可能是 3 个月尿两次，这种儿童一般有从小尿床的病史。2000 年美国精神心理学会在《诊断与统计手册》中又把原发性夜间遗尿症诊断的标准定为 ≥ 5 岁儿童平均每周至少发生 2 次夜间睡眠中不自主漏尿，并持续 3 个月以上，排除先天性和获得性的神经源性排尿异常，其中，频率由原来的平均每月 2 次调整为每周至少发生 2 次，而持续 3 个月以上是没有发生变化的。然而，我们中医对遗尿的诊断标准与西医也有不同，中医对遗尿的诊断标准是 3 岁以上小儿不能从睡眠中醒来而反复发生无意识排尿行为，每周超过一定次数，具体发作频率为：3 ～ 5 岁，≥ 5 次 / 周，持续 3 个月；5 岁以上，≥ 2 次 / 周，持续 3 个月，也有自出生后持续尿床，没有连续 6 个月以上的不尿床期，以上即为原发遗尿的诊断标准。讲这么多也就是告诉大家，随着时间的迁移，遗尿的诊断标准在国际和国内是有变化的、有差别的，目前来讲，我们还是按每周至少发生 2 次来确定是否诊断为遗尿。

国内 2005 年进行了小儿遗尿的大样本的流行病学调查，发现 5 岁儿童尿床的发生率为 11.8%，5 ～ 18 岁儿童发生率达到 4.07%。间隔 10 年，到 2015 年发现遗尿的发病率有明显上升的趋势，5 岁儿童遗尿发生率达到了 15.3%，较之前约高了 4 个百分点；5 ~ 18 岁儿童遗尿发生率为 7.88%。在门诊上，我也感觉到尿床的患儿明显增多，我让学生做了遗尿相关的课题，搜集病例时发现科里很多专家手里都有遗尿的病案，说明发病率确实在增高。英国调查了 13 973 例儿童，结果显示 4.5 岁、7.5 岁及 9.5 岁儿童患病率不同，分别为 8.0%、3.0%、1.5%，随着年龄的增加，发病率在逐渐地下降；美国统计了 10 960 例，总的患病率是 10.6%，发病率甚至比国内还要高，其中 5 岁为 33.0%，8 岁降为 18.0%，17 岁降为 0.7%；在非洲患病率是 12.95%；在亚洲，韩国患病率是 10.6%，总体来讲，遗尿确实是一个高发的常见病。从预后来讲，在生长发育期每年约有 15% 的遗尿儿童可自愈，但最终仍有 1% ~ 2% 的儿童遗尿症状会持续到成年；从性别上看，男性发病率略高于女性。目前，遗尿备受儿科临床的高度重视。

小儿遗尿的常见发病因素有遗传因素、精神因素、内分泌因素和中枢神经系统神经递质及受体异常等。表面上看遗尿是一个单一的症状，但实际上它涉及了很多病种，涉及的病种有泌尿系统疾病、内分泌疾病、神经系统疾病、精神心理疾病、染色体疾病等。

第一个发病因素就是家族遗传史。国内的指南上说，约 60% 的遗尿小儿有家族遗传史，所以，家族遗传史是一个很重要的问题。如果父母一方有遗尿病史，孩子遗尿发生率为 40%，如果父母双方有遗尿病史，则孩子遗尿发生率高达 70%。第二个因素是与尿不湿使用增多和把尿训练减少有关。在没有看指南以前，我就想遗尿为什么现在这么多？是不是因为年轻人现在普遍用尿不湿，从来不把尿，现在的年轻人都是懒家长，用尿不湿让小儿一觉睡到天亮。这样一来，孩子从小就缺乏把尿的训练，把尿的训练开始得越晚，遗尿的发生率越高，这是客观存在的，国内也专门做了这方面的调研，结果也证实了这一点。第三个是自身因素，包括性别、下尿路其他症状以及肠道和其精神行为功能状态等，这些都属于一些继发因素。第四个是其他因素，包括便秘及功能性大便失禁也是遗尿的相关因素。

小儿夜间遗尿的发病机制及常见病因有以下几个方面：

常见的发病机制有觉醒功能异常，觉醒功能异常实际上是在遗尿机制中排位第一的，也是最重要的一个发病条件，但在治疗上应该是很好把握的一个问题。具体病因有：觉醒阈值增高、中枢对膀胱充盈信号不敏感、膀胱感觉减退、白天睡眠剥夺（即白天太兴奋，夜晚睡眠过深）、睡眠中缺氧（比如呼吸暂停综合征）。第二个发病机制为夜间多尿。常见病因有夜间饮水过多、抗利尿激素夜间分泌不足、抗利尿激素敏感性下降等（图1），这都是夜间多尿时我们需要考虑的因素。第三个是膀胱尿道功能异常，病因如下：膀胱容量过小（此属于膀胱发育问题）、逼尿肌过度活动、尿道括约肌的不稳定、膀胱括约肌和逼尿肌的协调不好、控尿功能发育延迟。以上诸多病因导致了遗尿的发生，当我们看到遗尿患儿治疗效果不一，有些患儿很快就治好了，但有些患儿治疗比较困难，为难治性遗尿的时候，需要从多方面来考虑诊断。

刚才讲到，抗利尿激素分泌缺乏是导致夜间多尿的一个原因，咱们再来共同看一下这个问题。图中白颜色和蓝颜色是指白天和夜间抗利尿激素的分泌情况，白天和夜间分泌是有区别的（可扫码看彩色图片），其中蓝标是健康儿童，白天抗利尿激素即血管加压素，相对较低，到夜里是增加的；而患病的孩子夜间分泌较少，夜间增加的幅度很小。在尿渗透压上，我们正常人尿渗透压夜间是增高的，因为抗利尿激素增加可以导致渗透压增高，尿液浓缩；而遗尿的孩子，尿

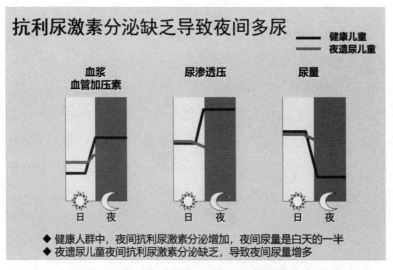

扫码看彩图

图 1　抗利尿激素分泌缺乏导致夜间多尿示意图（扫码看彩图）

渗透压不但不增加反而还会降低。在尿量上，健康儿童白天尿量增加，夜间是减少的；而遗尿的孩子白天和夜间差别很小，甚至有时候夜尿还要更多一些。在临床上，我们看到有些孩子白天还好些，夜里尿量特别多，这种孩子我们就要充分考虑到是不是抗利尿激素缺乏所致。

接下来讲小儿遗尿的西医治疗现状。总体来说，西医的小儿遗尿一般指夜遗尿（实际上，遗尿可以分为夜遗尿和白天夜里都尿的，这是不同的），夜遗尿可分为单一症状夜遗尿和非单一症状夜遗尿，非单一症状夜遗尿即除了遗尿外，还有尿频等其他症状，如有脊椎裂等。目前在国际上，将单一症状夜遗尿，也就是我们临床上最早说的遗尿，分为原发性夜遗尿和继发性夜遗尿，继发性夜遗尿即指夜里曾有连续6个月的不尿床期的病史再发生遗尿。将非单一症状夜遗尿也分为原发性夜遗尿和继发性夜遗尿，原发性往往找不到原因，而继发性往往能找到其他的病变。同时也对非单一症状夜遗尿有个明确的定义，即夜间遗尿加日间具有一个或一个以上症状者，如尿急、尿失禁、排尿次数增加或减少、排尿延迟、憋尿表现、排尿不畅等其他症状。我曾经遇到一个患儿，白天经常尿，裤子永远都是湿的，都不敢上学或者说在学校都穿得很厚，夏天内裤经常是湿津津的，家长也很着急，最后检查后提示他不是一个单一性的遗尿，所以治疗起来非常困难。因此，我们在临床分型上要注意是单一的还是非单一的。

关于小儿遗尿的常用检查，首先，面对一个遗尿的孩子我们要做泌尿生殖系统的查体，看看他的阴茎、睾丸等生殖系统的发育情况，比如，患儿会有包茎、包皮过紧等，像这样的孩子，他可能原来不遗尿，后来因为包茎的问题，经常引发尿路感染而出现遗尿；或者患者本身整体生长发育有问题，使得其泌尿系统有问题而引发遗尿，所以我们要注意一定要做生殖系统的查体。其次，要询问排尿排便情况或者排尿日记的记录情况，要询问遗尿是白天夜里都出现还是只有夜里出现，有些夜里就尿一次两次，也有的尿得很多，这是有区别的。至于临床上推荐要检查的项目，肯定要查尿常规，首先要排除有没有肾脏疾病、尿路感染；超声也是必须要做的，超声可以帮助我们做残余尿量测定，通过残余尿量测定，我们可以评价膀胱括约肌、逼尿肌的功能；另外是针对顽固性遗尿的检查，需要做尿动力学检查、腰骶尾正位 X 片，以及核磁共振检查、尿量和尿比重，有些白天尿多晚上也多，他的尿比重特别低，这样的患者可能会有别的问题，所以对于顽固性遗尿我们就需要做比较复杂的检查，但我们并不是对每个孩子都要做比较复杂的检查，不是说来了就做核磁，就做 X 片，要注意过多的放射线检查可能对小儿生殖系统发育有影响。

关于诊断，刚才也说了那么多分型，现在来说一下遗尿症的基础治疗。首先是作息饮食的调节，这是我们一定要注意的，关于作息饮食的治疗我们后面再讲。其他三个基础治疗分别是行为治疗、觉醒训练、心理治疗。行为治疗在遗尿的治疗当中已经成为非常重要的举措。比如说，警报器。警报器在西医临床上往往是用于难治性的病例，要注意治疗时睡前限水，排空膀胱会降低遗尿警铃的治疗效果，所以使用警报器时要正常饮水，干床训练和唤醒训练类同。另外，讲一下觉醒训练，所谓觉醒训练，是指应当在膀胱充盈至即将排尿时将其从睡眠中完全唤醒至清醒状态排尿，也就是我们中医说的醒脑开窍，这个训练在临床治疗中非常重要，也是在我们治疗当中必须配合的。尿床后孩子会有心理问题，我们要注意心理治疗。至于饮食作息时间，后面会在护理上讲。

在药物治疗上，国际尿控协会对夜遗尿的治疗推荐有以下几点：第一个，抗利尿剂，即去氨加压素，按照循证级别，它属于首推，推荐力度为 A，晨起首次尿比重有助于判断去氨加压素治疗遗尿的疗效，也就是说用了以后，尿比重提高了，遗尿的症状有所改善，那我们就说它有效，此类型适应证是夜间多尿，尤其是夜里尿量比白天还多的。第二个方案是去氨加压素加警报器联合治疗，推荐级别也是 A 级。另一个方案是抗抑郁剂，抗抑郁剂这个类型并不是每个病人都用，往往是难治性的、明确有抑郁的、精神心理状况异常的孩子才考虑用，要注意的是，它有心脏毒性，所以是 C 级推荐；抗胆碱的药物是 B 级推荐。

抗抑郁药物治疗夜遗尿的机制往往是兴奋大脑皮层，减轻睡眠水平以利于觉醒；抑制副交感神经冲动的传输，减少平滑肌的痉挛，可用于膀胱括约肌兴奋痉挛导致排尿的增加。虽然抗抑郁药临床应用可增加功能性膀胱容量，用于治疗膀胱敏感度过小、兴奋度过高的儿童夜遗尿，但由于它的心脏毒性，会导致心脏骤停等不良反应，所以临床应用需慎重。抗胆碱药物的治疗曾经是 20 世纪 50 年代、60 年代用的药，现在临床上剂型在不断更新，但是还是抗胆碱作用，可以减少膀胱的收缩，增加膀胱的容量，从而减少尿液的排出，往往用于夜间排尿次数过多而不是尿量过多，仅是次数过多疑似膀胱过度活动者，同时需排除神经源性膀胱等器质性疾病，如脊柱裂、脊髓肿瘤压迫、外伤等，排除这些疾病后我们才考虑联合使用胆碱药物和去氨加压素，常用的药物制剂有奥昔布宁，起始一般是 2 ～ 5mg，年龄较大可增至 10mg，睡眠时服用。

因为我是中医，西医的治疗我很少用，而且我觉得中医疗效也比较好，并且在我的临床实践中，很多遗尿问题用中医也能解决，当然对于复杂的、难治的遗尿，不能说是绝对能解决。另外，在国内文献的分析上，我们在中国知网上查阅到 2465 篇与小儿遗尿相关的文献，排在前 20 位的文章都是中医药治疗小儿遗尿的，目前从临床报道的情况来看，中医药治疗小儿遗尿占有主要比例，反映了中医治疗是有效的。接下来，我们看一下小儿遗尿的中医分型。中医分型可分为 5 个类型：下元虚寒、肺脾气虚、脾肾两虚、心肾失交、肝经湿热，5 个类型各自有特点，临床上往往分为虚实两个类型：虚包括下元虚寒、肺脾气虚、脾肾两虚，前 3 个是虚证，心肾失交是功能紊乱，但我认为也有虚的存在；实证虽然少但也有，实证表现为单纯性夜遗尿，可能与感染有关，往往是尿路感染，出现尿频、尿急症状的同时出现遗尿，这种情况下，家长往往会说以前不尿床，现在突然尿床了，此时我们一定要注意有没有原发疾病，尤其是尿路感染，另外要注意小女孩可能会更多一些。像这种尿路感染的孩子，要么是有尿路畸形，要么是因为不良的卫生习惯，或者是因为女孩尿路特别短，容易逆行感染。实证的类型少，在此可简单说一下，在临床上更多见的是前 4 个类型，其中下元肾虚、脾肾两虚都会有怕冷的症状，肺脾气虚的特点是白天尿频及气虚表现，常常除了夜遗尿以外，白天尿的次数也多，出现气虚不固的这种情况；白天出现尿失禁的为脾肾两虚，它与肺脾气虚不同，肺脾气虚会有肺虚易外感表现，两者都有脾虚，但一个是肺脾虚，一个是脾肾虚。因此，当白天出现尿失禁时我们就需要考虑这与肾气不固有关。另外一个是心肾失交，所有证型的小儿都不容易唤醒，但是在心肾失交证型中更典型，这个类型的孩子可能有梦游的情况，夜晚爱做梦，在夜里不知道的情况下就排了尿或者虽然在爸爸妈妈的指导下去排了尿，但排尿回来时可能会走错房间，第二天问起也不知道，这种情况在中医理论中就按心肾失交型来辨证。这类患儿往往是阴虚火旺体质，如多梦、梦中遗尿的情况。总之，在临床分型上，我觉得这 5 个分型从大的角度来看，可分为虚实两大方面，在虚里面，有肺脾气虚和肺肾两虚这两大类型，下元虚寒和脾肾两虚有时候是很难区分的。

实际上应该先说发病机制再说分型，这样能知道为什么会出现这种分型，我现在将其颠倒了一下顺序。通过对遗尿的分型，可以大致了解遗尿的发生情况。按中医理论来讲是"膀胱不约为遗溺"，在发病机制上，中医认为遗尿多与肺、脾、肾、三焦功能失调有关系，治疗原则为温肾收涩，佐以醒脑开窍。在临床上小儿的睡眠特点就是睡着以后不容易被叫醒，就算被叫醒，也是处于朦朦胧胧的状态，这主要是由于小儿肾常不足，心神未开。我认为临床小儿心肾不交的遗尿类型比较多见，对于遗尿之证的治疗必安其神，在补肾壮髓的基础上加醒脑开窍调神之品才能有更好的疗效。

中医证型里面不同的虚证表现的症状不同，临床用药也会有所不同。下焦虚寒证型的小儿表现为怕冷，相对其他证型来说有生长发育落后的情况，治则是温肾固涩，处方是桑螵蛸散和菟丝子散，这两个合方化裁针对此证型疗效也是很好的。肺脾气虚证型的小儿往往体质虚弱，容易感冒，食欲不振，治法为益气固表，处方用补中益气汤合缩泉丸。肺肾两虚类型的孩子往往表现为尿量增多，治法为温补脾肾，处方是六君子汤合五子衍宗丸。还有一个是心肾失交类型，这个类型在临床上是比较多见的，治法为清心宁神，交通心肾，处方为交泰丸合导赤散化裁，我查了一下资料，关于交泰丸有三个出处，这里说的交泰丸是出自《韩氏医通》，它的组成是黄连和肉桂这两味药，一温一寒，针对虚实寒热错杂的类型。最后一个类型是肝经湿热，这种类型的孩子往往合并尿路感染，此时处方可以用龙胆泻肝汤加减。如果小儿有明确的尿路感染，但是根据中医辨证得出不是肝经湿热，而是下焦湿热，这时方药可以用八正散加减。这需要结合病情处理问题。

对于小儿遗尿古方用药情况，我们查阅到了相关文献并进行了总结，其中补虚药类位于第一位，收涩药类位于第二位，清热药类是第三位，利水渗湿药类是第四位，温里药类是第五位。另外，解表药、安神药、理气药以及活血化瘀药在这里面都是涵盖的，这反映了对于遗尿可以通过补虚的方法解决大部分的问题，但是针对复杂或者其他类型遗尿的治疗，方法也是有区别的，西医有不同的治疗方法，那中医根据不同的辨证分型，也是有不同的治法。在小儿遗尿常用补虚药中温性药占 40%，寒性药占 30%，平性药占 23%，热性药占 7%。

我在这里分享一下我的经验方——醒脑止遗方，这个方实际上也是从古方中化裁而来的，治疗原则为醒脑开窍、补肾止遗，由五子衍宗丸、桑螵蛸散、缩泉丸化裁而来的。此方中涵盖了五子衍宗丸里的药物，如菟丝子、金樱子、五味子、覆盆子。实际用药根据不同的孩子进行加减和调整，比如根据不同年龄的孩子，菟丝子、覆盆子、五味子的用量在 5 ~ 6g，也有用到 9 ~ 10g。桑螵蛸的用量也是挺重的，对于学龄前或者学龄期儿童可以用到 30g。在缩泉丸中有益智仁、山药和乌药，根据不同的情况，如果孩子有脾虚的症状，可以加用山药，没有脾虚的情况，可以不用山药，方中就以益智仁为主；另外一个乌药可以行气，虽然自拟方中不包括乌药，但是缩泉丸中加上乌药疗效还是可以的。按照现在的药理研究来讲，乌药、益智仁具有调节膀胱平滑肌的作用，调节肌肉的收缩功能。石菖蒲、郁金和益智仁在一起的功效就是醒脑开窍，方中石菖蒲的用量很大，一般用 15g 以上，郁金用量也在 10g 以上，益智仁用量大的原因是用它来醒脑开窍。另外家长对于孩子排尿也要有一个训练过程，假如小孩晚上 9 点睡觉，10 点或者 11 点要去排尿，大概要在排尿时间前 10 分钟去把孩子叫醒。有些孩子吃了药以后比较容易被叫醒，吃药之前是不容易被叫醒的，这是因为吃了中药以后能够促进孩子觉醒。而且我的学生做关于这个方面的毕业课题，也确实发现这个方很有效果，课题也是做得很不错的。查找近 10 年涉及治疗小儿遗尿症的相关文献，筛选出符合要求者 134 篇，根据单味药的统计，临床用药排名前 10 位的中药分别是：益智仁、桑螵蛸、山药、黄芪、乌药、石菖蒲、菟丝子、金樱子、补骨脂、五味子，这 10 位药在我的自拟方里面大部分都是涵盖的，用了以后疗效非常好。

对于中成药来说，我比较推荐的第一个是五子衍宗丸，这是一个古代名方，大家也都比较熟悉它，现在生殖医学也很常用，里面最有用的药要数菟丝子，对于这个国内也有很多的研究证明其有效。第二个是缩泉丸。第三个中成药是醒脾养儿颗粒，这个在临床上也有使用。第四个是泌淋颗粒，虽然不是儿童专用药，但是说明书上写的是儿童酌减，主要用于下焦湿热证，尽管这个证型不多见，但是如果碰见这个证型的病人，用这个药治疗的效果还是不错的。在遗尿的分型里面临床上还是虚证多实证少。通过查询网络药理学研究缩泉丸的活性成分与靶点的关系，鉴定有 14 个治疗遗尿的关键靶点基因，与缩泉丸 16 种有效化学成分密切相关，最主要的是波尔定碱与去甲波尔定，这就说明了中医的缩泉丸治疗遗尿有效。另外缩泉丸中主要化学成分可能通过调节关键基因，参与 G 蛋白偶联受体信号通路、跨突触信号调节、神经递质转运等生物过程来改善小儿遗尿。缩泉丸之所以有效果是因为它有药理学以及分子生物学等方面的作用机制，也就是说我们中药作用的研究已经到了分子基因水平。我相信通过科学的进步，中医药学和现代科技相结合，将来一定会在中医药治疗遗尿方面有更多的发现，找到更多的科学依据。

对于小儿遗尿中医是有很多外治方法的，比如说穴位刺激，包括调理阴阳、通理经络、畅通血脉、补肾缩尿，按揉脾经穴、三关、足三里、华佗夹脊、肾俞等，这个从事针灸专业的应该比较熟悉，还有一个夜尿点，是经外奇穴，定位在小指远端内侧，据从事外治的医生们说这个经外奇穴的效果很好，另外还有顶线穴。第二个方法是神阙穴贴敷法，主要作用是温补肾阳、固摄缩尿、培元固本温阳。另外还有艾灸疗法、推拿疗法以及行为疗法，包括膀胱锻炼、反射训练等，训练孩子憋尿，尽量让孩子在膀胱充盈状态下多坚持一会儿，这种方法适用于膀胱逼尿肌比较兴奋的类型，训练抑制能力，从而不会去过度排尿。我院也有很多的特色治疗，比如针灸、肾脏理疗、火龙罐（艾灸）、推拿治疗、耳穴压豆、穴位贴敷遗尿贴，效果都是很不错的。中医外治法中的推拿，也是很好的治疗方法，小儿遗尿症的辨证推拿治疗选穴规律是集中于督脉、任脉、膀胱经、脾经等。这四经的针灸特定穴和小儿推拿特定穴相互结合，穴位主要分布在腹部和腰骶部。我们曾经做了一个这样的课题，就是将单纯中药、单纯针灸以及中药联合针灸治疗小儿遗尿症的三组疗效相对比，最后结果是中药联合针灸治疗起效最快，效果也是最好的，临床值得推广，但是存在一个问题是这三组患儿的远期疗效及复发率没有差异。

中医治疗遗尿确实有很多优势，可以依据体质整体辨证，家长也比较容易接受，可供选择的治疗方法是多种多样的，包括针灸、贴敷、理疗和推拿按摩，而且副作用小，疗效好。另外一些膏方、中成药的应用也给我们带来很多的方便，膏方在北方地区用得比较少，在南方地区的话做得相对来说比较成熟，用得比较多，疗效也是比较好的。

最后讲小儿遗尿的预防和调护。如何预防呢？第一个是晚餐建议不吃西瓜、葡萄等利尿食品，因其糖分含量比较高，有利尿的作用。另外，晚间入睡前2个小时，不进食液体食物，北方人晚餐爱喝稀饭，建议在睡前2个小时喝。遗尿的孩子大部分集中在学龄前儿童，一般是让他们放学之后回到家先喝中药，大概在下午5点，这样就可以避免在临睡前喝中药，也不会影响中药的疗效。第二个是不要让孩子们白天过于劳累，尤其是在睡前不要过度兴奋，否则会使孩子睡眠状态过深，容易遗尿。第三个是养成良好的卫生习惯，去除局部刺激因素，有的小女孩们没有养成清洗外阴的习惯，这样不卫生导致尿道口的刺激，也会产生遗尿。最后一个是患儿父母晚间需要定时唤醒患儿1～2次，也就是说觉醒训练是非常重要的，定时唤醒，具体时间是以孩子容易尿床的时间来定，比如说晚上9点睡觉，那大概在10点叫醒孩子一次，让他去排尿。如果一夜遗尿好多次，这种情况不会是单纯的原发性遗尿，这就需要去寻找其他的原因，比如说膀胱发育问题，还有需要注意的是让孩子吃药以后确保其在清醒状态下排尿，有些家长虽然也叫孩子，但是孩子是在做梦朦胧状态下排尿，这样是不对的，另外吃中药的话是有助于叫醒孩子的，让孩子慢慢自觉养成去排尿的习惯，家长有时间的情况下一定要注意训练孩子这种排尿习惯的养成。

了解如何调护也是很重要的。第一是在孩子尿床以后家长不要恐吓责骂，需多鼓励安慰；第二是少看或者不看惊险刺激的游戏或影视作品；第三是避免食用含有茶碱、咖啡因的食物或饮料，中药汤剂在下午 5 点前即可服完；第四是每日定时排便，对于便秘的患儿应积极治疗便秘，因为便秘也可以压迫膀胱从而造成遗尿。我曾经就见到过由于便秘而导致尿失禁的患儿，结果便秘治疗好以后，尿失禁也好了，这说明二者是有关联的；第五是对于下焦虚寒的小儿要注意足部和腰骶部的保暖。另外要训练患儿白天膀胱的功能，孩子和家长的依从性，都是很重要的。虽然看着遗尿是个小病，吃中药配合觉醒训练就能治疗好，但是也有复杂难治的遗尿类型。

介绍一下国内外遗尿专科建设情况，2001 年复旦大学附属儿童医院由肾脏科领衔，联合泌尿外科、中医科、超声科成立团队，成立中国首个儿童遗尿诊治中心。2013 年牵头成立"中国儿童遗尿疾病管理协作组"，（并作为）组长单位，2014 年发表《中国儿童单症状性夜遗尿疾病管理专家共识》，2017 年牵头开展中国儿童及青少年遗尿症流行病学调查，这对于我们了解国内发病情况非常重要。另外，在浙江大学医学院附属儿童医院，毛建华教授难治性夜遗尿多学科协助诊疗团队于 2019 年 3 月成立。在我们河南省儿童医院开设的有遗尿门诊，郑大一附院也有小儿尿动力学中心，发表了《小儿尿动力学检查专家共识》。国内中医重点专科把遗尿作为一个重点专病研究。《临床诊疗指南》在 2012 年由上海复旦大学儿科医院俞建和汪永红撰写，2015 年由北京中医医院王仲易等牵头完成，于 2018 年发布。我院也成立了小儿遗尿专科门诊，其实遗尿患者在中医院门诊上数量非常的多，中医已经做了很多的工作，但是我认为中医开展遗尿的专科门诊还不够，我们医院的遗尿专科在肾病方向开展，成立的时间不长。虽然我院每个医生都会治疗遗尿，但是没有治疗遗尿的团队。由于遗尿患者越来越多，我们意识到一定要开展遗尿专科门诊。遗尿也是我们中医治疗的一个优势病种，中医治疗遗尿的疗效是客观存在的，但疗效机制还有待进一步的研究。我相信在不久的将来，中医治疗小儿遗尿会在全国开展循证医学研究，会拿出一个非常翔实、科学的证据让医学界认可。

好了，今天讲了我在治疗遗尿方面的一些经验，但我觉得还不够完善，需要和国内的众多团队一起努力。谢谢大家的倾听！

（2021 年中国民族医药学会儿科分会线上系列活动——中医儿科名家公开课，网络，2021 年 1 月 19 日）

第四章　呼吸系统专题

第一节　新冠肺炎中医治疗给儿科病毒感染性疾病带来的思考与治疗策略

尊敬的各位专家，你们好！很荣幸有这个机会和大家一起交流，我今天汇报的题目是《新冠肺炎中医治疗给儿科病毒感染性疾病带来的思考与治疗策略》，我想通过这个机会来了解一下中医治疗病毒感染在国内和国际上的研究趋势，以及从宏观的角度来讲中医人未来应该怎么做及应该做什么。我将从以下四个方面进行汇报：

一、国内外儿童新冠肺炎的发病概况

从新闻报道中可了解到新冠肺炎的发病率和死亡率较高，从官网上查到，截至 2020 年 8 月 14 日晚上 10 点，全球新冠肺炎总病例数 2100 万，累计死亡病例 75 万，国内新冠肺炎的治愈率高达 92.8%，死亡率仅仅是 5.3%，国外的治愈率约 70%，没有中国的高。为什么中国的治疗效果比较好，并且能够很快控制病情，张伯礼院士分享了我国抗疫的三个关键经验。第一个经验是早发现、早隔离、早诊断、早治疗，在隔离点有很多人，我们采取服用中药的方法来控制病情的蔓延。第二个经验是建立方舱医院，这样有利于调节医疗资源。第三个是中西医结合治疗，三方三药在抗疫斗争中起了很重要的作用，三个方分别是：清肺排毒汤、化湿败毒方、宣肺败毒方。三个中成药分别是：金花清感颗粒、连花清瘟

胶囊、血必净注射液，三方三药只是其中有代表性的，真正在临床治疗过程中同类的药都发挥了很重要的作用，其中在疾病中后期我们中医治疗的干预起到很重要的作用。

二、新冠肺炎的儿童发病情况

据中国疾病防控中心统计，2020 年 1 月 16 日至 2020 年 2 月 18 日，这一个月有 2143 例儿童新冠肺炎疑似和确诊病例，各个年龄组都可发病，平均发病年龄 17 岁，发病率最高的阶段在 5 岁以下，尤其是小于 1 岁的婴幼儿，儿童重症和危重症的比例仅为 5.9%，明显低于成年人的 18.5%。国际上的数据显示，国外新冠肺炎儿童的发病率比国内要高，但死亡率与国内一致，2 ~ 5 月龄死亡病例仅 44 例，仅占 0.33%。儿童病情虽然普遍偏轻，但是幼儿，尤其是婴儿仍然存在着很大的危险。为什么儿科发病率和死亡率低，发病症状较轻？SARS 和新冠肺炎都带给我们很大的启示，其中有很多原因，由于时间关系就不一一列举了，我认为最显而易见的一个因素是可能与儿童比成年人具有更高水平抗体有关，因儿童在冬天呼吸道感染发病率非常高，而且大部分是病毒感染。

从 2019 年 12 月到 2021 年 7 月，我们检索到有关新冠肺炎的中文文献 258 篇，经过筛选后真正可用的有 138 篇；外文文献 277 篇，筛选后真正能用的文章有 57 篇。在这些文献当中大部分是个案报道及实验研究，还有一部分是中医类的探讨，Meta 分析类文章只有 5 篇，而数据挖掘和网络药理学的文章更少，外文文献数量很少且多数集中在综述和实验研究。中医类文献内容涉及中药、中成药及针灸，常用方剂包括清肺排毒汤、麻杏石甘汤、武汉抗疫方等，中成药包括连花清瘟、血必净注射液、喜炎平等，治疗的共同特点是宣肺清热、解毒祛浊。

三、儿童呼吸道病毒感染及耐药的现状

这个为什么要说呢？因为新冠肺炎也是病毒感染，它对我们日常工作中遇到的病毒感染有一定的启示。我们回顾一下国际范围的病毒性呼吸道传染病的传播史，第一个大规模传染病就是流感，最早报道的是从 1781 年一直持续到 1830

年的 H2N2 流感疫情，以及后续的几个国家和地区发生的流感等，还有 2003 年涉及 32 个国家的"非典"，今年 2020 年的新冠病毒波及了全世界 200 多个国家，所以病毒感染在全世界范围内都可发生。新冠病毒是与人类长期共存的一个病毒，这个观点我完全赞同，只要有空气、微生物的存在，这个病毒永远不会灭绝，它是和人类共存的，我们人在进化，病毒也在进化，我们要不断地面对新的形势。另外，全球每年超过 400 万的儿童死于呼吸道感染，其中 99.9% 是在发展中国家，现在有研究证实，80% 以上的儿童急性呼吸道感染是由病毒引起的。WHO 的数据显示儿童最常见的呼吸道感染病原是呼吸道合胞病毒，其次是腺病毒、流感病毒，还有人冠状病毒。国外文献报道的人冠状病毒的检出率是 2.9% ~ 8.3%，而国内报道的是 1.0% ~ 4.3%。今年 2020 年的新冠肺炎是冠状病毒变异，变异后毒力增强，感染力增强，也就是说我们在日常工作当中，可能不经意地接触了一些冠状病毒感染的儿童。随着中医儿科的发展，重病人虽然很多，但肺炎的死亡率跟多年前对比有明显的下降，说明我们已经掌握了方法，中医干预治疗以后真的能提高疗效。

我们再看看耐药的现状，为什么抗病毒药物的研发总是那么滞后，而且真正能为我们所用，行之有效的抗病毒药物的数量非常少。因为病毒基因的特殊性，非常容易发生变异，经常产生新的突变病毒毒株；另外抗病毒药物一般在疾病潜伏期是无效的，它往往是在病毒复制过程中的某个环节才能发挥效应。比如疱疹病毒长期潜伏于神经节以躲避药物的作用。病毒的靶点特别多，所以研制抗病毒药物的作用靶点就非常困难，要对那么多的靶点有效作用，就造成包括在疫苗的研制及抗病毒药物的研制方面都存在非常困难的现状。而且大家也知道，这么多年全世界都在研究流感病毒，在临床用药中，今年研究的药物对某个流感病毒有用，但病毒变异后，该药效变差，就会出现耐药的情况。从流感甲、乙、丙病毒，到现在的鼻病毒、腺病毒、呼吸道合胞病毒、柯萨奇病毒等的过程中都没有产生一个效果明确的抗病毒药物。新冠病毒变异非常快，据报道现在仅两个月又有新的变异，全世界各地的病毒毒株又不一样，所以这给我们药物和疫苗的研发都带来了困难。一旦药物问世，病毒是不是也会很快地产生耐药性呢？药物的疗效到底能维持多久呢？也是值得我们思考的。

正因为如此，也给我们中医带来了机遇。我们来看中医药抗病毒以及抗耐药的相关研究，病毒产生耐药的核心机制就是氨基酸的关键位点发生突变。而中药祛邪扶正，它可以调动机体的免疫代谢过程调节免疫，增强机体的免疫功能，且中药是多成分、多靶点、多途径之间相互协同作用，中药的有些活性成分可以直接作用于病毒，有些还有间接抗病毒的作用。正因为如此我们中医的作用真的要研究起来非常困难，但它的作用确实是非常好的，也是很全面的，虽然有的时候中医不被认可，但是我们的临床疗效却不可被否认。

从古到今，我们中医治疗温病、外感性疾病效果很好，只是我们没有深入地研究，所以中医药真正有效的环节还需要我们做临床研究。国家教材中录入的抗炎、抗病毒药物有 64 种，现在中药抗耐药的网络药理学的文献检索已经比较火了，很早就有人在做。我们现在对文献的分析要像国家制作指南一样，要求根据文献的数量、质量来评价有效性，要经过 Meta 分析、Grade 评价，这对我们以后的研究和报道都是很重要的一个导向。

中药的抗病毒作用不拘泥于某一种药性、某一种功能和某一种病毒性药物的应用。中药药性规律为寒温皆用、辛苦兼施；功效规律是多法共举、不拘清法；性效规律为药性为启、功效相承。举个例子，现在中科院就通过串联质谱对蒲地蓝消炎口服液的化学成分进行了结构的鉴定，共鉴定了 76 个化学成分，那么多成分到底哪个起作用，这恰恰是我们未来研究抗耐药的一个优势。他们还做了其他的研究，结果说明蒲地蓝口服液在体外表现较强的抗新冠病毒活性，而且有很好的抗病毒疗效，临床可以单独使用，也可以和其他抗病毒药物联合使用。另一个还有小儿肺热咳喘颗粒是由麻杏石甘汤加减来的，这个组方非常好，网络药理学研究也提示了它有 173 个化合物，通过 48 个相关的靶点干预 160 条信号通路，从而达到了抗病毒、镇静、镇咳平喘等作用，所以中药的作用是非常广泛的，研究起来也有一定难度，但这恰恰是我们未来研究抗耐药的一个非常好的途径。

四、给我们带来的启示

既往 110 年间发生过 352 次疫情，明清以后到现在发生了 327 次，疫情的发生从古到今都有，从我们的《黄帝内经》《伤寒论》，一直到吴又可的《温疫论》，中医逐渐发展到了一个比较成熟的治疗温病、传染病的阶段。八大名著对我们当今治疗温病非常有用。叶天士是儿科医家，叶氏的卫气营血辨证学说，就是在总结小儿四时疾病基础上形成的。总体来讲，使用规律就是卫气营血辨证、三焦辨证、六经辨证、脏腑辨证。对我们的启示就是我们以后需要开展儿童呼吸道病毒感染的传承研究，要对病案进行挖掘凝练，现在中医临床的经验和医案也需要进行梳理，另外我们也要开展科学研究及对真实世界的研究，寻找最高级别的循证依据。总体来讲，病毒感染性疾病是中医面对的机遇和挑战，中医临床和中药研究既要突出中医自身的规律，也要努力和世界接轨，否则中医的疗效不被国际认可，这都是需要我们大家思考的问题。谢谢大家！

（世界中医药联合会第十二届中医儿科国际学术交流大会，长沙，2020 年 8 月 15 日）

扫码看讲座

第二节 温病学说与儿科临床应用

尊敬的各位专家、各位学者，大家上午好！非常荣幸，但也诚惶诚恐，能够为在座的优秀人才、团队讲课。在座的都是新一代的优秀人才，通过了严格的筛选，在业务上都是非常优秀的专家，所以站在这里讲课真是有点忐忑。实事求是地说，我并不是一个温病专家，而是一个儿科专家，如果从温病的角度来讲儿科，对我来讲也是一种挑战。温病在临床的应用太多了，作为一个学者，真的要干到老学到老，尤其是作为医生，学习永远没有止境，在医学道路上，自己永远是小学生。

虽然大会对我做了很多介绍，但实际上，我就是一个临床工作人员。因为"文革"以及家庭的因素，我没有机会上正规的大学，与很多机会都擦肩而过，而在那个年代，能够上工农兵大学都已经非常幸运了。我一直有包袱，但对我来讲是压力也是动力，后来得到了这么多的名誉，实际上都是在学中医以后得到的，是工作当中有了太多的压力和动力才得到的。我原来是西医中专毕业，在"文革"期间，1968年直接回到乡医院当全科医生，当时下面医院大部分是中医，西医很少，就只有屈指可数的两三个西医人员，很多急症、疑难病的抢救就靠西医来做。但是日常工作会涉及很多中医知识，比如要拿中药，包括给老大夫抄中药方等。我那时候学中医，只知其然不知其所以然，对中医全然不了解，也不知道阴阳、虚实这些最简单的名词。到后来邓小平第三次复出工作第一年，也就是1973年，恢复全国统考，我的成绩在整个安阳200多名考生中是第2名，但是因为张铁生的"白卷英雄"事件，我没有考上大学。我当时报考的是上海医科大学，就是现在的复旦大学。事实上，我的人生历程中，好多都是因祸得福。当时没有考上大学，我非常难过，结果第二年被推荐上河南中医学院（现河南中医药大学）。因为在工作当中遇到了很多的问题，我觉得需要再学习、再进步，所以上大学的愿望特别强烈，上大学对我来讲太不容易了，我十分珍惜，难也必须硬着头皮学下去。

在学习中医过程中，我一听到中医的阴阳五行，就感觉头大，甚至想退学，但有张磊、李振华老师等一代名中医一点一滴地给我们讲中医理论知识，还是很幸运的。这些老专家讲课真的非常地道，在他们的讲课当中，可以感受到中医深厚的文化背景以及方方面面的知识，他们举的例子也非常真实。后来我下乡到农村去巡回医疗，我记得我用的第一个方就是柴胡疏肝散。当时心里很忐忑：这个药有没有效？结果病人第二次来，说："这个大学生开的方很有效哟。"慢慢增强了我的信心。毕业后留校工作，留在了儿科，对于儿科我之前也没有经验，我搞过外科、麻醉、内科，还搞过妇产科，就是没有搞过儿科。分到儿科也是全新的经历。但是在这个过程当中，我刚开始对中医是不太相信的，后来有了大量的临床经历也是半信半疑，而到现在，我是中医非常虔诚的信徒。我经常批评我的研究生，包括青年的临床大夫，开的处方太西医化，就跟我年轻时候开的一样，都是按照西医的理论、观念去开的，中医真正的内涵、君臣佐使没有领会到。我认为我到 50 岁以后，才成为一个基本合格的中医，才能基本感悟到中医的博大精深，在开方的时候，君臣佐使、升降浮沉都在脑子里闪现出来，跟年轻时候的思维完全不一样了，所以中医的思维真的需要再去学习。

我做了这么多年的临床，经历很多，再好的理论，如果没有临床的打造，也提高不了。这个理念在河南中医药大学儿科临床体现得很充分，即一手抓中医经典及特色的传承，一手抓中西医结合，我们现在有一个学习经典的热潮，儿科新一代的接班人都在做经方、四大经典的相关培训。未来的中医就应该是这样，既要懂中医，又要有西医的知识，西医可以不学中医，但是中医要懂西医。这就是河南中医儿科的理念。

今天我将从以下温病学说在中医发展中的脉络、温病学说与儿科理论的学术渊源、温病学的特点及分类、温病治疗原则在儿科临床的应用四个方面作为切入点同大家交流。

一、温病学说在中医发展中的脉络

温病学说始于明清瘟疫大流行时期，温疫在 500 年间流行过 367 次，这也就派生了温病大家。第一位温病大家就是吴又可，其代表作为《温疫论》，他提出"古方不能治今病"，也提出"戾气"等学术观点。100多年后，又出现了清代的叶天士，在历史长河中，明代一直到清代的几百年间，那么多著作，为什么他的著作《温热论》那么受后辈重视呢？首先是因为他的临床经验，然后就是他的卫气营血辨证理论，这一理论，对温病的辨证治疗起到了非常关键的作用，派生了很多医家，其中最具代表性的八位医家为：叶天士、薛生白、杨栗山、余霖、王孟英、戴天章、刘松峰、吴鞠通。吴又可的贡献是提出了"戾气"学说，戾气有强烈的传染性，感染途径是由口鼻而入，治疗以祛邪为要。叶天士最重要的就是在温病学历史上是一个奠基人，创立了卫气营血的辨证理论。薛生白最重要的就是创立了湿热病理论，充实了温病学理论。吴鞠通的《温病条辨》创立了三焦辨证理论，温病学从此形成了以卫气营血、三焦辨证为核心的辨证施治体系。在这之后，戴天章的《广瘟疫论》、杨栗山的《伤寒瘟疫条辨》、余霖的《疫疹一得》等，对瘟疫的发生、发展、辨证治疗均做了深入的讨论，并创制了许多有效的治疗方剂。王孟英的《温热经纬》对之前的温病学理论和证治都做了较全面的整理，对温病学的成熟和发展也起了重要的作用。从1642至1852年，这210年的历程当中，温病学说逐渐成熟，著成了温病学说的八大名著：《温疫论》《温热论》《湿热病篇》《温病条辨》《广瘟疫论》《伤寒瘟疫条辨》《疫疹一得》《温热经纬》。

二、温病学说与儿科理论的学术渊源

首先要提到的就是清代的温病大家叶天士，他是一个很有建树的温病大家，出生于中医儿科世家，其父亲、表兄和侄子都是经营儿科的大医家，他所著的《幼科要略》也是以小儿外感病为主的儿科专著。叶天士的卫气营血辨证学说，其实就是在小儿四时疾病变化的基础上形成的。儿童容易发病，且传变迅速，在某些方面比成人表现得更典型，卫气营血理论就是在儿童发病的基础上派生的。另一个是吴鞠通，也擅长儿科疾病的治疗，在《温病条辨·解儿难》中就提出了小儿"稚阴稚阳"的观点，另一个小儿体属"纯阳"的观点是在《颅囟经》中提出的，这是从不同侧面反映小儿生理特点的两个非常重要的观点。"纯阳"体现的是小儿生长发育迅速的一面，叶天士也是根据这个特点提出小儿所患热病居多，临床上温病发病率最高。"稚阴稚阳"是另外一个侧面，小儿的各方面生理功能相对不足，病理上易寒、易热、易虚、易实。用现代医学的话来讲，小儿的各种脏器功能和免疫功能是不健全的，所以容易发生各种疾病。迄今为止，外感性疾病在儿科门诊上永远是占绝大多数的，但是发热性疾病从现代儿科的角度来讲，目前能纳入温病学角度进行辨证治疗的，有感染和非感染性疾病两大类，一是最常见的感染性疾病：感冒、疱疹性咽峡炎、肺炎、细菌性痢疾、败血症等，以及各种传染病，如手足口病、风疹、水痘、流行性腮腺炎、幼儿急疹、猩红热、麻疹、流行性乙型脑炎等；二是非感染性疾病包括川崎病、风湿热、幼年特发性关节炎等。

三、温病学的特点及分类

温病有广义温病和狭义温病，它是以发热为主症，但发热只是病程中的一部分，还有很多其他变化。温病分为温热和湿热两大类，从病邪性质来讲，温热是纯热无湿，而湿热是既有热又有湿。温热包括风热、暑热、燥热，从病位来讲，单纯的温热病变在肺卫，可以传入阳明，内传心营；而湿热，常常有一个突出的症状表现就是脾胃症状。温热病，起病较急，传变较快，病程较短；而湿热往往起病较缓，传变较慢，病程较长。单纯的热病容易化燥伤阴，而湿热，伤阴的表现并不明显，阳气被遏的症状却非常显著。从病种来讲，风温、春温、燥温、秋燥、大头瘟、烂喉丹痧都属于温热的范畴，而湿热表现为湿温和伏暑。温病的治法精髓，虽然在卫气营血方面与伤寒类似，其中很多选方也来自《伤寒论》，但是在治则上还是有区别的。叶天士提出温病的治疗总纲："在卫汗之可也，到气才可清气，入营犹可透热转气，……入血就恐耗血动血，直须凉血散血。"阐明了温病发生、发展、转归及其治疗的一般规律，即温病到哪个阶段，应当采取哪种治疗措施。温病的一般传变规律为顺传，按照总纲治法为：在肺卫阶段采取汗法，在气分阶段采取清气的治法，诸如此类，但对于有些病人，一旦发病就是"温邪上受，逆传心包"，对于这样的病人，要有超前的意识，提前看到疾病的发病趋势。同时还要结合病种，例如麻疹，在相应的阶段应当采取相应的治疗措施；对于乙脑的治疗，就不能按照温病的普通传变规律来治疗；对于暴发性脑炎，当你看到是处于卫分阶段的病症，等到治疗时它已经发生了传变，所以一定要有未病先防、既病防变的意识。

为了讲这堂课，我让研究生查了一下温病相关的文献，新中国成立以来，以温病为主题发表的论文实在太少了。以往的论文都是自己的经验报道，没有设置对照组，里面有很多问题，同时儿科在温病方面的论文较少，儿科第一篇以温病为主题发表的论文是在 1984 年。所以我在这里也提倡一下，在温病方面要挖掘、要传承，这样对未来发表文章、临床科研都是试验点。检索到的文章中，按照疾病系统分类，肺系疾病占比最多，有 71 篇，其他疾病如川崎病、类风湿关节炎以及紫癜占 51 篇，传染病只占了 38 篇。

下面我们再来看，按病种发表的论文，发热占第一位，过敏性紫癜占第二位，流行性腮腺炎占第三位，感冒、手足口病、传染性单核细胞增多症依次排列。我们中医能在国际上得到认可，应该是从 SARS 开始，在这之前国际上对于中医的质疑是很大的。因为 SARS 流行期间，中科院采用中医的方法干预治疗后，疗效明显提高，致残率明显下降，此外还拿出了循证医学的证据，这才引起了国际上的重视，所以我们也不能小看中医。中医需要传承、需要循证，中医经验需要挖掘。虽然循证不能代表所有，但是中医治疗很多疾病也有很大优势，尤其是大范围的流行病、常见病、多发病。以前用一个症来对一个西医的病，这样的一个点跟一个面来比较，是错误的做法，现在我们已经从这个误区中走出来了。在科研方法等方面我们要把中医一个病的完整的证和西医的病做比较。

四、温病治疗原则在儿科临床的应用

有关温病学的方剂，报道中使用最多的是银翘散，然后是犀角地黄汤、三仁汤、白虎汤、清瘟败毒饮、清营汤、普济消毒饮、甘露消毒丹、麻杏石甘汤，还有五味消毒饮、桑菊饮、藿香正气散、青蒿鳖甲汤、竹叶石膏汤、葛根芩连汤、藿朴夏苓汤、三甲复脉汤、桑杏汤。报道中这些方子都是我们常用的，同时也是大家非常认可的、比较有效的方子。温病按卫气营血来辨证，分四大阶段。单独的卫分证、气分证也有，但是相对较少，即使有，可能持续的时间也较短，在临床上我们更多见到的是卫气同病、气营两燔、营血同病。感冒、流感、肺炎、咳嗽等，这些疾病中都有风热表证，对于一些结缔组织病早期有发热的症状，当疾病早期我们不能明确地诊断为结缔组织病时，也是按照上感来治疗，从中医的角度也属于风热表证。对于风热表证，银翘散的使用最多，银翘散带给我很多思路，也改变了我对中医辨证论治的认识。银翘散看似简单的一个方，既有宣肺利咽，清热解毒，又有生津导热的作用。儿科临床上外感病最多见的是呼吸系统疾病，占疾病总数的67%，是门诊的第一病种，而银翘散是治疗外感疾病的主要方剂。银翘散体现了升降浮沉、君臣佐使等特点，现在很多方剂都是在它的基础上演变而成的，银翘散于一派疏透宣散的辛凉药中加入荆芥、淡豆豉这种辛温药发汗的药，同时还配有利尿导热的竹叶，淡豆豉配伍芦根，既能清热除烦，又能防止热盛伤津。现在临床所用的小儿豉翘清热颗粒，是天津名医李少川的经验方，临床效果非常好，这个方子就是在银翘散的基础上加入柴胡、大黄。以前儿科临床腹泻的患儿多，而现在小儿吃高营养的东西多，所以便秘更多一些，在银翘散的基础上加入大黄，顺应儿童的生理病理特点，同时加入柴胡增加退热的功效。对于暑热季节温病，我们可选择新加香薷饮配伍银翘散。中医讲究天人相应，在北方尤其冬季，解表通常用麻黄；在南方地区、北方暑热季节治疗的时候通常会加入一些祛暑的药物，比如厚朴、香薷等芳香的药物；在暑热季节，湿温在表选择藿朴夏苓汤，它除了治疗暑热的症状外，还可以治疗湿滞脾胃的典型症状，里面有"两仁"化湿，藿香解表；在秋季出现咳嗽、干咳无痰的症状，可选择桑杏汤，同时加入梨皮、沙参等养阴润肺的药物。三阳透解汤是我在临床上治疗感冒的常用方，这个方名是我的学生闫永彬帮忙取的，药物组成有柴胡、葛根、青蒿，其中柴胡入少阳经，有清解表里的作用，葛根为解肌要药，青蒿虽然苦寒，但它具有清退虚热、凉血除蒸的作用。我选择青蒿，不仅是受到中医理论的启发，同时也因为现代医学对青蒿的研究成果，比如它可以治疗疟疾、结缔组织病和一些感染性疾病等。在临床我对青蒿的用量使用较大，儿科用量通常在15g以上，学龄期儿童用30g。三阳透解汤是我在柴葛解肌汤的基础上去掉羌活、白芷、桔梗而成的，对一些高热而表证不太明显的患者，去掉了一些解表药。葛根能够清胃火、清阳明热，在临床应用的时候，要根据大便的干稀情况临证加减。在高热、口渴、大便正常的情况下，加生石膏；大便偏干，葛根用量就要减少，通常为10g；大便偏稀，不用石膏的同时，重用葛根收敛。小儿为"稚阴稚阳"之体，病情变化迅速，寒暖不能自调，稍温稍寒，大便偏稀偏干，葛根的用量要随机变化。石膏的用量是我受乙脑治疗的启发，幼儿一般用30g，学龄期的儿童用60g，石膏的用量与配伍有关，既要发挥它的清热作用，又要防止它过凉损害脾胃。金银花和连翘，能够疏散内热；黄芩苦寒伤胃，往往要比石膏更甚，所以临床上黄芩的用量需谨慎；咽喉为肺系的门户，选择冬凌草清热解表，解毒利咽；芍药和柴胡相配伍，一宣一敛；防风和川芎辛温升散，能够上升头部，"火郁发之"取其发表作用。川芎治疗外感头痛效果非常好，南方医科大学有一位老教授在用川芎治疗头痛时用量非常大，临床上如果头痛明显用量要大，如果头痛不明显不需要用那么大的量，在三阳透解汤中，柴胡的用量婴幼儿是10g，再大一点的儿童用15g左右，对于柴胡的现代药理研究，如柴胡口服液，单柴胡一味药，它的退烧作用就很明显，也非常安全。青蒿有很多有效成分可退热，我在临床上对青蒿的用量较大，一般是15～30g。受三阳透解汤的启示，我在临床上非常喜欢使用柴葛解肌汤。

　　前面讲到的是有关卫分的疾病，对于气分病，选用白虎汤，白虎汤有四大症：大热、大渴、大汗、脉洪大，只要符合这四大症就可以使用。听我的老师讲，在20世纪五六十年代，有几次范围比较大的流脑，当时河南也是流脑的高发区，每年一到暑热季节，流脑高发，他们就是使用白虎汤来进行治疗。在白虎汤中，石膏寒凉容易伤及胃气，配伍粳米就是为了顾护胃气，用现在西医的话说就是保护胃黏膜。我曾查询过石膏、知母、甘草这三味药，发现一同使用，生理作用明显提高，而且与煎煮的时间也有关，这也就是为什么石膏要久煎。当时河南泌阳一带有一个名医，在流脑暴发时，他把大块的石膏、知母、甘草直接放进大锅里煎煮，对于一些持续高热昏迷的患者，直接饮用效果很好。我儿子 2 岁多时高烧不退，辨证之后属于外感高热，我给他使用石膏退热，又恐伤着脾胃，第一次使用 30g，第二次使用 30g，很快发热就退了。现在的小儿打个喷嚏家长都来找医生打针，我觉得从免疫学的角度，一个普通的外感，没有必要过度治疗，就像没有打过仗的部队没有战斗力一样，人体需要经过不断的感染来产生一组新的抗体对抗疾病，提高自身的免疫力。免疫系统需要不断打造，当你从未经历过病邪感染，那么机体的正气就没有经历过锤炼。对于不是特殊病邪所致的小儿高热，即普通高热，我通常建议不要轻易使用抗生素、激素、退烧药之类。有一次，我外感高热，因为工作忙不敢休息，就在病区办公室输液，当时护士长给液体中加了激素，发热很快就退了，但那种退烧后的感觉很不舒服，第二天我又发热了，这次经历让我感觉不能随意使用激素。

现在讲卫气营血里面的邪入营血证，血分证我相信大家都很熟悉只要有血分的症状，都属于全身的实证、热证。比方说我们最常用犀角地黄汤来治疗过敏性紫癜，过敏性紫癜在临床上按病情划分未必是温病。这个犀角地黄汤我真是深有感触，它真的是中医的一个名方。过敏性紫癜现在是我们河南中医药大学一附院儿科的一个优势特色病种，我们拿了两个国家大项目和国家自然基金。能拿这些项目来源于什么？就来源于我们中药的疗效，犀角地黄汤是我们治疗紫癜的基础方。但是现在有个问题，犀角是稀有动物的角，不能再使用了，我们用什么代替呢？用水牛角，水牛角非常安全。治疗过敏性紫癜的时候还可以用赤芍，它具有一个很重要的凉血的作用，合并有胃肠道症状，比如腹痛、呕吐，那就使用白芍，剧烈的腹痛，重用白芍，白芍配伍甘草使用可以缓急止痛。生地、牡丹皮是全方都要用，当然我们要化裁加减。这个方我最有感触的就是犀角，也就是水牛角，早在 20 世纪 80 年代的时候，犀牛角没有被限制，曾经有个小女孩，得了过敏性紫癜，只要感冒过敏性紫癜就复发，每次复发就是剧烈的腹痛，肠道大量地出血，导致出血性休克，非常严重。当时到我们这儿治疗的时候已经是这个孩子第五次复发了，那个年代不像现在治疗经验这么丰富，一般过敏性紫癜导致的胃肠道症状往往都是一次，偶尔两次、三次、四次，多次复发的并不多。当然用激素，可以很快地缓解，但是不能保证不会再复发。我印象特别深刻，这个患儿第五次复发，来时哭着说叔叔阿姨救救我吧。那样大量地出血，必然要伴随着肠痉挛，伴随着剧烈的腹痛，孩子真的可怜。我们按出血性休克对症处理，抢救过来以后，孩子还是肚子疼，并且面临着再出血的风险。我真的没办法了，就给她用犀角，当年犀角也很贵，用不了犀角，那就用水牛角代替。当时不像现在有方便的颗粒剂，只能让家长买水牛角丝。郑州郊区种水稻的人养的有水牛，我让病号到郊区买点儿大水牛角。家长就去买了水牛角，用钢锉锉。我在查房的时候看他半天就锉一点儿，他问我吃多少，我当时不经意地说锉多少吃多少吧。谁知道家长抱着恨病吃药的心态，不停地锉，一天下来锉了一大堆。隔了两天，我又去查房，我说你这个水牛角吃了吗？他说吃了，我说吃了多少？他说你看我昨天就锉出这么一大堆，昨天一天吃完的。我一看都超过半斤了，把我吓一跳，觉得患儿会不会有什么事儿，因为水牛角入血分，性凉，吃得太多会伤脾胃，导致拉肚子、胃疼。我说你孩子有没有不舒服，难受吗？他说没有，挺好的。我当时认为也不要吃这么多，但因为我说话不谨慎导致病人锉多少吃多少，人家当然就是无限度地锉，结果锉出来一大堆，所以医生一句话非常关键，我们说话应该非常谨慎才好。我让这个家长改吃一半儿吧，150g左右，后来他就一直煎水牛角丝，煎好了之后和中药一起喝，出院以后她还在坚持喝这个水牛角，因为自从吃了大量的水牛角粉煎的水以后，没有再复发。出院之后，这个患儿很长时间没有来。又过了半年，我有一天门诊，家长突然跑来了，说丁大夫，我来看看你，在那次住院以后，我孩子再也没有复发过。后来我想，这个患儿使用的中医治疗、西医治疗和其他常规治疗都一样，唯一的不同就是水牛角用量特别大，那是无意当中发现的。他说我这次回家天天让孩子吃水牛角粉，刚刚停药，反正也不苦，没有味儿，孩子喝得很顺利。我才知道这个水牛角是安全的，通过这个病例我发现用大量水牛角后未出现腹泻及胃疼等不适，而且确实也有效。为什么这么有效呢？我就查阅了水牛角的现代药理研究机制，看了很多药理研究，发现水牛角里边有大量的钙盐，而且最重要的是含有胶质。现代医学研究表明大量的钙质、胶质能够保护血管内皮，保护胃肠黏膜，所以病人从那以后再也没有复发过。用了大量的水牛角，我才知道这个水牛角的疗效这么好，所以现在我治疗过敏性紫癜的时候，尤其出现了胃肠道症状，我经常大量使用水牛角，用量比一般人都大，都是30g、60g这样用。这里面既有我们中医理论的根基，又有现代药理研究基础。按中医来讲，犀角是君药，生地黄是臣药，还有赤芍、丹皮。芍药的使用要根据病人的情况，现在有研究表明芍药治疗免疫性疾病，效果很好，但是在出血的情况下，如果有腹痛，加白芍，没有腹痛，在恢复期就用赤芍活血化瘀，起到活血止血的作用。所以我认为犀角地黄汤是一个非常好的经典方，中医博大精深，有些药物的有效成分是真的能起到很好的作用。

营血分证邪热内陷的时候，我们称为邪陷心包。安宫牛黄丸在临床用于治疗重症肺炎、病毒性脑炎，包括各种热病导致的惊厥抽搐，疗效非常好。我第一次用安宫牛黄丸是我的孩子患化脓性扁桃体炎，高热持续不退或用了退热药反复发烧。那时候我非常着急，就请所有的老师看看，各种处方也都用过了，热还是不退。也是没有办法的情况下，突然想起来家里有给我母亲买的安宫牛黄丸。安宫牛黄丸治疗邪入营血证，我儿子当时并没有血分的症状，就是高热，又有点想说胡话，没有抽搐，但是有不断的惊战。我没有办法，就吃吃试试看，一次吃了半丸，烧居然奇迹般地退下来了，体温退到了35℃多。但当时孩子一直睡觉，把我吓坏了，还以为吃出了其他合并症。后来仔细检查脉搏是好的，呼吸是均匀的，我就继续观察了，自此以后体温就没有再升上来，后来就恢复了。持续几天的高热消耗孩子体力，所以热退下来了就会一直睡觉。从这以后我发现安宫牛黄丸真厉害，真有效。热毒炽盛，或实热、体质壮的患儿可用，不用等到昏迷，邪陷心包的时候。另一个例子是一个大概12岁的小女孩，她突然高热，就送到我们这儿来了。当时这个患儿面色、精神不好，当时我快要下班了，接班的正好是高年资大夫，我说这患儿精神状况不是太好，你可要密切观察一下，交了班我就回去了。那时候家里没有电话，到家也就半个小时，我刚煮上稀饭，医院的救护车就来了，说你得赶快回去，赵大夫叫你。那时候科主任到上海进修去了，我是副主任，所以他们就把我叫回去了，我想肯定是这个患儿出事了。我回医院一看，这个患儿就处于一种浅昏迷状态，持续高热。刚开始我们考虑邪入营血，可用安宫牛黄丸，如果开清瘟败毒饮取药、熬药得等一段时间，便捷的方法用中医的安宫牛黄丸，西医的方法我们也都用了。当时第一次查大便是正常的，找不到感染灶，我们用灌肠的方法。根据我们的临床经验得出的结论，在八月份那个季节，这个孩子患的要么是乙脑，要么是中毒痢。但这两种病的特点非常相似，都有血象升高，又都会突发高烧，区别是中毒痢会导致中毒性脑病。要鉴别乙脑只有做腰穿，但是乙脑早期的腰穿结果变化也不太明显。我和赵大夫做了腰穿之后排除中枢神经系统的病变，该患儿乙脑早期的征象一个都不具备。这个时候家长让其吃冷饮，夏天大量地进食冷饮会导致胃肠道功能的下降，再加上不干净的食物，所以考虑是中毒痢，盐水灌肠之后出来的全都是脓血。诊断明确后，用通因通用的治疗方法，虽然安宫牛黄丸太寒凉，会引起腹泻，但是副作用反而成了一个治疗作用。当时安宫牛黄丸有多个厂家，郑州、成都、北京同仁堂。家长用过郑州、成都的效果都不是太理想，要用就用同仁堂的。同仁堂的是 200 块钱一丸，20 世纪 80 年代我们一个月的工资才 100 多块钱，一丸药是我们两个月的工资，一般人舍不得，但这个家长就说你随便用，不要考虑经济。北京同仁堂的安宫牛黄丸刚用上孩子就开始抽搐了，按中医来说就是邪热内陷心包证，高热烦躁、神昏谵语、昏迷抽搐这些症状都具备了。患儿用了安宫牛黄丸以后拉肚子，把毒素排出来了，体温慢慢降下来了，慢慢地抽搐也就停止了。中医说热惊风，主导的原因还是热，把热退下来，惊和风的问题自然就解决了。安宫牛黄丸把热退下来，我们接着就又换清瘟败毒饮，吃了之后患儿到后半夜就开始拉。第二天早晨我们查房交班的时候患儿苏醒了。有些中毒痢如果反复持续地抽搐，大脑缺氧会留后遗症，虽然这个患儿抽搐得非常厉害，但是一点后遗症都没有。我同时也发现中毒痢的患儿用止痉药患者毒素排不出来，虽然管用，但不解决根本问题。中医学一定要对因治疗，把热毒泄出来、通出来才有效。这个患儿让我觉得安宫牛黄丸在重症、大病时候真的有效。我儿子简单的化脓性扁桃体炎高热，再到这个中毒痢，安宫牛黄丸都有用。我们使用安宫牛黄丸成功的例子太多了，曾经病区一个重症肺炎的患儿，到病房用抗生素，但高烧不退，患儿体质很壮，实际上就是个病毒性肺炎合并继发细菌感染，我也没有别的办法，我们的临床大夫、科主任都身经百战，能力都非常的强，人家该用的药都用了，给这孩子用个安宫牛黄丸，就用同仁堂的安宫牛黄丸。那个患儿长得很壮，12岁的孩子像十五六岁的孩子，我让他多用点，我儿子两岁半用过半丸，这个孩子个子大，一次用一丸，后来用了以后真的体温就慢慢退下来了。

除了安宫牛黄丸，凉开三宝还有紫雪丹、至宝丹，在邪入营血的情况下使用。但安宫牛黄丸主要是清热解毒的，紫雪是止痉的，至宝丹是芳香开窍的。这三宝我都用过，我认为紫雪丹基本上没有效，我怀疑紫雪丹没有效果，是不是和它的药源供应有关系。但是安宫牛黄丸和至宝丹都有实实在在的例子。安宫牛黄丸的例子我已经说过了，关于至宝丹，我印象最深的是浙江的一位儿科老专家讲过的一个事例：一个脑炎后期的病人一直昏迷不醒，在西医院一直治不好，最后才找到他，想用中医治疗试试看。这位老专家说，我也没有什么办法，只能按照症状来看像痰蒙心窍证，最好用芳香开窍的至宝丹。至宝丹疗效最好的是同仁堂，但同仁堂早都不生产了，原因是这里边有很多的贵重药材，成本太高，在市场的应用量又太少，还有现代医学所说的有毒药物，不让生产。后来找到同仁堂，他们说只有几粒珍藏版的药丸，但是过期了，（按照现在国家药监局的规定，不能超过两年），但珍藏版的药丸超期很多年，如果想用，必须写承诺书，最后给了他两丸，他拿回去以后就让患儿吃这个至宝丹，患儿吃了第一丸以后就处于一种浅昏迷状态，第二丸吃下去后最终苏醒了。按照现代药理研究，至宝丹能够使昏迷的人醒来是因为有效成分能通过血脑屏障。很多抗生素类药物不能通过血脑屏障，而芳香开窍的麝香就有此类作用。中医的用药经验和现在的药理研究都是密切相关的，所以不能说中医不科学，只是我们没有发现它的科学道理所在。白虎汤里面的生石膏，它和知母、甘草一起煎，疗效就能够明显地提高，但单独煎煮石膏时，疗效就没有一起煎煮的好，这是有药理学基础的，其中退烧的成分和配伍也是密切相关的。在临床用药时，很多药物不能通过血脑屏障，达不到应有的疗效。中药既能醒脑开窍，还可以作为引经药进入血脑屏障。所以我相信随着科学的发展，中医的很多理论能够得到科学的证实。现在我感觉中医真的是个宝，尤其年轻人，要更努力发掘。

　　薛生白以后重视湿热，到吴鞠通以后又明确提出三焦辨证，对于寒热往来、脘腹满闷、口苦呕呃的症状，蒿芩清胆汤确实是一个非常好的方，蒿芩清胆汤在温病早期有邪郁少阳之证时使用，因为它的病位在膜原。蒿芩清胆汤和温胆汤中很重要的药物是青蒿，青蒿不仅可以治疗疟疾，对很多发热性疾病、免疫性疾病都有非常好的作用。如果能够有更多像青蒿素一样的单体被发现，以后可以扩大生产，让全世界受益。我们要从中医辨证的思维出发，真正有效的成分还需要我们再挖掘。现代研究发现很多药物单体不行，需要多种化合物拮抗协同作用，才能发挥更好的疗效，这就是为什么中医治疗结缔组织病有非常好的疗效。例如白虎汤治疗全身型的少年类风湿关节炎、成年人的 still 病。这类疾病是以长期高热为主要表现，成人可烧到 40℃，小儿更是持续发热，用退热药后体温下降，但易反复发热，西医只有用激素。后来发现用大剂量的白虎汤、清瘟败毒饮就能够解决相当一部分患儿的问题。虽不能说全部，但起码有一部分效果是非常好的。我用大剂量石膏的时候一定会用葛根，为什么？因为葛根里面含有大量的淀粉，保护胃肠道，有收敛的作用，和白虎汤中的石膏一起，正好产生拮抗协同的作用。在中医古方的应用中，既要尊重古方的习惯和经验，也可以查一下现代的药理研究。因为石膏中含有一些钙盐可退热，并且热退后不容易反复，西药中解肌镇痛药虽可退热但会反复。

　　在温病里三焦辨证主要指湿温，湿温有邪达三焦、邪达膜原等，治疗的代表方就是达原饮。这是一个非常有名的方，我们医院自制的儿科配方颗粒达原散，是在达原饮基础上的一个加减，是我院儿科创始人郑颉云教授的经验方，他当时常用的一个散剂就是达原散。这个方实际上就在达原饮的基础上加了柴胡、番泻叶，一个解表一个清里，再加上化湿的药，效果特别好。我曾经统计过，在我们儿科所有的方剂里边，使用率最高的就是达原散。柴胡辛凉解表；槟榔、厚朴、草果仁芳香化湿，起到开达膜原的作用，里面有芍药、黄芩和甘草，因为槟榔、草果都是芳香化湿的，用芍药来防止发散过度，这是用药的一个妙处。在辛凉药里面加上辛温的，芳香化湿里面加酸甘敛阴的，这就是中医的君臣佐使、升降浮沉的道理所在。我们制定一个政策，还需要约束，就像我们国家，有检察院、法院，还有个纪检，都要一环套一环，中医的理论实际上也是这样。我现在养成习惯，开方的时候，使用一派的温药，一定要加点凉药；用凉药的时候，一定要加点温药；加行气的药，就要加敛气的药等。达原散在我们儿科临床上的应用比较多见，适应证有高热不退、舌苔厚腻、苔白腻如积粉等，或有时舌苔黄腻，还需再加清热药，黄芩量大一点。我们儿科有50多种中药散剂，其中三分之一是古方化裁而来的，比如参苓白术散、六一散、益元散等。

另外给大家讲讲甘露消毒丹，这是个治疗湿热并重的方，它的主要作用就是清热利湿、化浊解毒，其适应的临床症状除了发热口渴、胸脘痞闷、肢体酸痛倦怠外，还有咽喉疼痛、纳呆便溏等。我担任副主任时曾遇到一个在夏天高热不退的患儿，西医对症治疗，患儿仍然高热，持续10天左右，每天体温38～40℃，最后没有办法就来中医院。当时患儿是典型的湿温症状：大便溏，但是黏滞不爽，舌苔黄腻垢厚，又在暑季，暑季多湿邪，方子就用的甘露消毒丹加减，里面有滑石、茵陈、苍术，在这个基础上，我用了三黄：黄芩、黄连、黄柏。这个患儿使用了这个方子以后，体温从41℃、40℃，慢慢降到39℃多，当时患儿体温才降了半度，方子有效与否我也没把握。用到第3剂，患儿体温就下降到了38℃左右，吃到第6剂体温就下降到37℃了，又维持了几天，我给他变变方，后来患儿体温恢复正常。这个患儿后期诊断是伤寒沙门氏菌感染，他是得病一个多月以后化验结果显示伤寒沙门氏菌感染，而且感染的是耐药菌株，所有的头孢类药物都没有效果。所以中医在治疗湿温方面，要拿准它是湿偏重于热，热偏重于湿，还是湿热并重，然后用不同的方治疗。后来我就非常擅于对湿温辨证施治，在中药里面加点芳香化湿的药。现在针对芳香化湿的药研究也很多，它对血管通透性，包括血脑屏障的通透性、肠道血管通透性都有药理作用。

下焦茯苓汤、三仁汤，在承气汤系列里边，大承气汤、小承气汤、调胃承气汤，还有积实导滞丸，都是导滞通便的。在儿科，急性感染性疾病、重症，我都直接用大承气汤；如果要保护患儿的津液，就用调胃承气汤，老年人肯定要用调胃承气汤。我抢救过很多中毒痢的患儿，治疗中毒痢，用承气汤太有效了。我们医院有个清导散，组成是大黄、二丑，患儿昏迷抽搐的时候吃，但肠道消化吸收太慢，我们就用灌肠的方法，把毒素泄出来，通下导上，也就是通因通用。承气汤把热毒泄下以后，高热自然会退，其他的昏迷抽搐的症状自然会缓解。有一次我在郑州市中医院讲课，讲课期间突然有个病人，我一看像是个中毒痢，结果那一节课没有讲成，就抢救这个病人，当时我们其他方法虽然也都用了，但是不解决根本问题，最后只有通因通用的办法，用大承气汤泻下，这个患儿很快好了。只要连续拉几次，热才能退下来，热一退就不抽搐了，昏迷也都好了。这对于整体各方面都起到一种很好的保护作用，所以对于一些急症，抓住重点也是非常有效的。

谢谢！

（第四批全国中医（临床、基础）优秀人才研修项目第五期中医药经典理论培训，西安，2019 年 12 月 16 日）

扫码看讲座

第三节 经方治疗小儿外感性疾病

尊敬的各位专家，大家好！我今天和大家交流的题目是《经方治疗小儿外感性疾病》。虽然我现在主攻小儿肾病专业，但是小儿外感性疾病是常见病，我也有几十年的从事普通儿科的经历，而且经方这个主题更贴合我们基层的需要，所以我今天讲经方这个主题，希望大家能够受益。

经方，广义上是指汉代以前经典的方剂，狭义上是指张仲景的方剂，比如《伤寒论》《金匮要略》，这两个著作是迄今为止，在中医历史上最有影响力，在临床应用最广泛、最实用的经典著作。其中《伤寒论》载经方113首，《金匮要略》载经方205首，去掉重复的38首，总共有280首。这280个经方中的大部分在我们中医临床起着举足轻重的作用，经久不衰，这也说明了这些经方非常有效，有效才会有生命力。经方因其用药精妙、临床疗效卓越被历代医家所推崇。当代的中医界对活用经方已经成为一种时尚，无论是其用量，还是临床疗效都已经达到了一个相当高的水平。文献追溯，近10年通过经方在儿科领域的应用也积累了丰富的经验。出于时间关系，我就从以下三个方面来简单地介绍一下：

一、经方在儿科的应用现状

我们检索了近12年知网、维普、万方报道的经方在儿科应用的相关文献，共查到了897篇文章，其中涉及76首经方、46个病种，在897篇文章中，外感性疾病有585篇，这说明了经方在儿科应用中外感疾病所占比例最大。外感疾病涉及12个病种，其中哮喘排第一位，接下来是肺炎、咳嗽、发热、感冒、反复呼吸道感染等。总结下来，前6种疾病都属于外感性疾病，这些经方大部分来源于《伤寒杂病论》。

第一个来讲哮喘，在涉及哮喘的188篇文献中有16首经方，按照应用次数排名，第一名是麻杏石甘汤，接下来依次是小青龙汤、射干麻黄汤、四逆散、小柴胡汤、麻黄附子细辛汤等，临床应用最多的是前三个，涉及的文献篇数分别是

59 篇 、50 篇、36 篇，而且进行临床研究的比例也很大。

第二个是肺炎喘嗽，西医称为肺炎，肺炎分类较多，按照病因分为细菌性肺炎、病毒性肺炎、支原体肺炎等；从病位来讲，分为毛细支气管肺炎、支气管肺炎、大叶性肺炎等。但是中医是按证型来治疗的，在我们检索到的 172 篇文献里涉及了 18 首经方，麻杏石甘汤是应用最多的，接下来是小青龙汤、葶苈大枣泻肺汤、小青龙加石膏汤、桂枝加厚朴杏子汤、射干麻黄汤等。这些经方的配伍能够带给我们启发和思路，使我们理解君臣佐使的意思，就像用抗生素要有原则，比如 β－内酰胺类抗生素对革兰氏阳性菌和革兰氏阴性菌都有效，大环内酯类抗生素适用于支原体等。中医很讲究理、法、方、药，尤其是方，流传下来的经方更是经过了时间的检验，也是我们治疗疾病的武器，要想很好地使用经方，就必须掌握扎实的中医知识，必须知道经方如何使用，经方是经过几千年的锤炼流传下来的，不只是中医，西医也要对经方有所了解，不一定要求把经方记住，但起码要知道经方在临床上有着很重要的价值。

第三个是咳嗽，有 77 篇文献，涉及经方 17 首，使用较多的是麻杏石甘汤、小青龙汤、桂枝加厚朴杏子汤、四逆汤、小柴胡汤等。

第四个是外感发热，这个在临床上经常遇到，外感发热实际上就是感冒，是感染引起的发热。涉及外感发热的文献有 68 篇，涉及的经方有 16 首，使用较多的是小柴胡汤、桂枝汤、麻杏石甘汤、大柴胡汤、麻黄汤、大青龙汤等。

二、经方在儿童外感性疾病的具体应用

我列举了应用较多的前 10 个经方，应用最多的是麻杏石甘汤，有 143 篇报道，接下来依次是小青龙汤、小柴胡汤、射干麻黄汤、桂枝汤、葛根芩连汤、四逆散、黄芪桂枝五物汤、五苓散、白虎汤，这个排名是根据文献查到的，也说明了这些经方在临床应用的广泛性。一般能有这么多报道的经方，都是临床医生有切身体会的，经过了反复的应用。排名第一的麻杏石甘汤，它实际上是《伤寒论》里麻黄汤的加减，麻杏石甘汤的组方非常好，是按中医"辛凉宣泄，清肺平喘"的治则组成的，主要治疗"外感风邪，邪热蕴肺"之证，用于感冒的风热

证、肺炎的风热型、各种传染病的早期风热表证、咳嗽（支气管炎）风热证等。当然在临床上经常会有加减，这个由于时间关系就不再一一细说了，只能把这些经方给大家强调一下。还有很多中成药，比如小儿肺热咳喘颗粒、小儿肺热咳喘口服液，都是在麻杏石甘汤的基础上加味化裁的。麻杏石甘汤的君药是麻黄，麻黄宣肺解表、平喘的作用非常明显，用西医的理论讲，麻黄的核心成分是麻黄碱，它有扩张表皮毛细血管、解除支气管平滑肌痉挛的作用，扩张毛细血管就可以发汗，缓解支气管平滑肌痉挛就可以平喘。单纯使用麻黄是有副作用的，它可以增加心率，导致心血管问题，麻黄和石膏在一起，石膏能制约麻黄的副作用，麻黄对心血管的副作用就会明显减弱甚至消失，这个也体现了中医君臣佐使的重要性，按药理学来讲，就是协同拮抗的作用，很多作用都是相互的，比如一种药产生了耐药抗体，可能就会有新的药来制约它。我有过西医的背景，我以前完全不相信中医的阴阳五行，但是经过几十年的锤炼，体会到中医有太多的奥秘，理解了中医的君臣佐使。其中最有代表性的还是麻杏石甘汤，麻黄是君药，石膏是臣药，杏仁是佐药，甘草是使药。佐分为反佐和佐使，根据不同的情况，有不同的作用。麻杏石甘汤这个方子非常好记，这个名字就把四味药全涵盖了，但是实际上使用起来还要把握药量，而且还要根据实际病情有所加减。如果表寒重，麻黄量就要大一点，如果热重，石膏就要加量，经方里是 24g，但是临床上一般用 30g，甚至更多，这个也是要根据经验来应用的。

第二个最常用的经方是小青龙汤，小青龙汤主要用于治疗哮喘，而且非常有效，主要用于哮喘轻症，重症还是需要中西医结合治疗。我一般治疗毛细支气管炎、哮喘的轻症是不用西药的，就使用纯中药，比如小青龙汤、射干麻黄汤等。小青龙汤方子里面的药物组成体现了相互制约的组方原则，麻黄、细辛都是平喘的，芍药、五味子是敛肺的，一宣一散一敛，就像拮抗作用一样。大青龙汤是在小青龙汤的基础上，去掉芍药、细辛，加上石膏加强了解表清里的作用。我们要区分大、小青龙汤的异同，相同的是都有解表发汗平喘的作用，但是小青龙汤是针对里寒的，大青龙汤是针对里热的，它是表里双解的一个方子。经方的作用和配伍的关系很大，从事中医的人都有这个经验，西医可以背诵几个经方在临床上试试，也会达到很好的疗效。

接下来是小柴胡汤，我们在临床上经常用的中成药有小柴胡颗粒、小柴胡口服液等，临床主要用于退热。按照中医来讲，小柴胡汤主要针对少阳证寒热往来，小柴胡汤的君药是柴胡，用量为30g。现代药理研究表明，柴胡有非常明确的退热作用。我们之前对柴胡口服液治疗发热进行临床观察，发现石膏也起到很大的作用，而且和配伍有很大关系，我们发现单纯用石膏的退热作用是有限的，但是和知母、甘草配在一起，它退热的有效成分则明显增加；此外和煎煮时间也有关系，煎煮时间越长，它的有效成分就越多，疗效越好。我们学习中医不是那么简单的，不是只了解几个方子就可以的，要真正把基本道理搞清楚，才能不仅仅局限于应用中成药，而且还能对经方进行加减应用。柴胡相对安全，比如我用柴胡，对于幼儿、学龄前儿童最少要用15g，这个量有些大，所以其他的药物要相对调整，可以用白芍等药来收敛，减缓副作用；黄芩、柴胡是辛凉的，能够清解少阳半表半里之热；小柴胡汤里还有人参，人参是扶正的，从西医来讲就是增强免疫力，在临床当然也要根据实际情况，如果病人体质比较弱，可以用人参、太子参，如果体质偏实，可以不用。

大柴胡汤和小柴胡汤像大青龙汤和小青龙汤一样，也是对应的，大柴胡汤是在小柴胡汤的基础上去掉人参、甘草，加大黄、枳实、芍药，重用了柴胡，又加了一味黄芩来和解清热。大柴胡汤主要作用是泻阳明热结、行气，大黄的作用是泻下清里；枳实是行气的，能够增强大黄泻下通便的作用。适用于小儿大便干，舌苔厚腻，属于外感加食积的这种类型，时冷时热，用大柴胡汤没问题，但要注意用量，根据临床情况，大便干结比较严重就加大大黄的用量，如果以风热表证，或者少阳证为主，就应该加大柴胡的用量。

射干麻黄汤也是我经常使用的一个经方，它和小青龙汤也有相似之处，但不同的是它里面没有桂枝、杏仁，加了紫菀、款冬花、射干，我们说"射干麻黄亦治水，不在发表在宣肺"。这个方子宣肺平喘止咳的作用比小青龙汤更明确一些，因为它加了射干、紫菀、款冬花，其他都和小青龙汤非常接近。这个经方非常好，治疗肺炎喘促的作用比较明确。桂枝汤是一个调和营卫的经方，效果也非常好，但是临床单独应用的机会很少。桂枝汤的药物组成非常少，对于汗出热不退的效果很好。还有麻黄细辛附子汤、葛根芩连汤、四逆散，这些都是临床常用的经方，就不再一一细讲了。

三、运用经方的体会

临床疗效应该是经方生命力旺盛的原因，目前中医界还兴起了经方热，有很多老中医也在讲经方的应用。经方之所以能从几千年前流传到现在，是因为使用经方治疗某些疾病有独到的经验，加减变化很灵活。但最重要的一点还是经方的有效性，这才是它能够延传到现在的根本原因。我们学习经方要精通原文，掌握它的用药规律，经方的真正价值在于理论体系，例如麻杏石甘汤，里面的每一味药都有各自的作用，表、里、宣、散，都有明确的分工，虽然药味比较少，但君臣佐使是具备的。我们也要掌握用量，麻黄和石膏的比例不一样，达到的效果也不一样，有时候换个剂量，就可能成为一个新的经方。我们学习经方，要学它的组方思路，在原方基础上，学会加减化裁。

另外要了解煎服方法，以前我根本不在意中药的煎服方法，后来随着自己临床阅历的增加，对中医认识的深入，我才认识到煎服方法的重要性。《金匮要略》里对煎服方法有明确、详细的交代，用文火还是武火，先下还是后下，描述得非常详细。麻黄、桂枝、薄荷等药的有效成分都在挥发油里，不能久煎，而且要盖上盖子，否则有效成分就会挥发掉；附子有毒性，所以需要久煎。因此煎服方法对中医来讲特别重要，我们一定要给病人交代好中药的煎服方法。

中医不传之秘在于用量，同一个方子，不同的人应用，会出现不同的效果。有时候我在门诊会看到病房医生用的方子和我的一样，但是效果不一样，仔细看会发现他们用黄芪10g，我最少用30g。这就像做菜一样，都有油盐酱醋，但我们做不出来一级厨师的味道，这是因为量不同，火候不一样，效果也不一样，所以我对中医的认识有了翻天覆地的变化，现在我成了中医的虔诚信徒。在临床上，某一味药剂量加大的时候，另一味药剂量也要随之加大，或者为了突出一味药的疗效，需要把某味药物加量，但是我们可以探求经方体系药量的原貌，比如有的经方柴胡30g，但是有的经方里是20g或15g，所以对古代药量的研究，是方剂学研究的一个很重要的课题。

同样一味药，产地不同，它的有效成分也是不一样的，所以我们要注意掌握它合适的剂量，才能保证效果。但是现在有了颗粒剂，颗粒剂给我们带来了太多的希望，年轻人都不会熬中药，最重要的是没有时间，不分短煎、久煎、先下、后下，都是一锅炖。颗粒剂的制作工艺非常好，是按照药物的特性来进行提取的。以前我用附子的时候，一定给病人再三嘱托，害怕他们煎的时间短，现在完全不用担心了，颗粒剂在工艺上解决了这个问题，所以这是我现在愿意用颗粒剂的一个原因。颗粒剂携带方便，冲服简单，避免了"先煎后下""文火武火"等繁杂因素的影响，另外它的质量标准统一、计量准确、安全。中成药当然也有很多非常有效的药物，但是验方多，经方少，使用的灵活性也受到影响，所以希望颗粒剂的生产公司，能在颗粒剂、中成药方面有更多代表性的经方问世。

谢谢大家！

（河南省中西医结合学会儿科专业委员会中医药治疗儿科疾病，郑州，2020年7月11日）

第五章　中成药专题

第一节　中成药在儿科常见呼吸道疾病的临床应用

主持人：尊敬的丁樱教授、各位听众，大家晚上好！非常感谢大家参加此次线上讲座，此次会议的主题是"中成药在儿科常见呼吸道疾病的临床应用"，主讲者为丁樱教授，下面请丁樱教授进行直播分享。

丁老师：各位同道、家长朋友们，大家晚上好。今天非常高兴能有机会和大家共同探讨儿童常见呼吸道疾病怎样使用中成药的问题。呼吸道疾病在儿科临床上发病率最高，同时也是家长最关注的问题之一。随着中医药的推广，西医大夫对部分中成药也逐渐认可。今天我们就家长最关心的问题，谈一下中成药在儿科常见呼吸道疾病中的临床应用。

我将从儿童呼吸道有哪些常见病、哪些疾病适合使用中成药、如何正确使用中成药及儿童的防护等四个方面进行介绍：

一、儿童呼吸道常见病

我们要了解儿童如何使用中成药，首先要了解小儿的体质特点。体质理论是非常重要及有影响力的理论，"纯阳之体"和"稚阴稚阳"是对小儿生理特点的高度概括。所谓"纯阳"就是指小儿在生长发育阶段阳气旺盛，阳气旺盛才能推动生长发育。孩子由于体属纯阳，遇邪多化热，故患病多热病，在临床中小儿热性疾病远远高于成年人。所谓"稚阴稚阳"，"稚"是幼稚、不完善的意思，小儿的脏腑气血、筋脉骨肉都处于一种成而未全、全而未壮的状态，也就是说阴和阳是幼稚的，不完善的。"稚阴稚阳"之体决定了小儿容易发病，也决定了在发病后出现易寒易热、易虚易实的病理变化，所以小儿病情的发展变化非常快，有的时候早晨是寒证，下午就变成热证。如小儿呼吸道感染，早晨是上感的症状，下午就表现为咳嗽的症状，甚至支气管炎的症状，晚上或第二天可能出现肺炎的症状，这就说明小儿临床症状变化得非常快，这与小儿的生理特点息息相关。

儿科有哪些常见的呼吸道疾病呢？儿科常见呼吸道疾病分为非传染性疾病和传染性疾病。常见的非传染性疾病如过敏性鼻炎、咳嗽、哮喘、肺炎、反复呼吸道感染，化脓性扁桃体炎也可囊括在上感的范围内。传染性疾病包括手足口病、风疹、水痘、流行性腮腺炎等临床常见病，也包括麻疹及伤寒等，但目前这些病在临床较少见。

二、儿童哪些疾病更适合用中成药?

首先要了解中成药在儿科的应用现状，儿童时期呼吸系统和消化系统疾病，还有病毒性传染病发病率非常高。中医在儿科疾病中有优势病种，研究显示中医不仅在许多慢性病中有特色，在一些急性病，特别是呼吸道疾病、消化系统疾病、病毒性传染病等方面，中医治疗也非常有优势。老百姓都认为中医是治疗慢性病的，其实不然，SARS、新型冠状病毒肺炎都体现出中医在急性病、传染病、呼吸道疾病中有明确的优势。我们也要改变中医只治疗慢性病的看法，很多呼吸道疾病在早期用中药干预确实可以改善病情。

早期症状比较轻时使用中药可能会逆转病情，使病情不再发展到重症。我们应该重视儿童中成药的选择，让家长能懂得简单的用药知识，基层医生在小儿吃药或用药不方便的时候，可以很好地使用中成药。现在临床儿科疾病多数是呼吸系统及消化系统疾病，这些都是急性病，而在慢性疾病中，精神行为障碍性疾病比较多。国家药典的数据显示，在使用中成药中占前三位的疾病分别是肺系（呼吸道疾病）、脾胃系（消化道疾病）、脑系（抽动症、多动症）疾病。河南省儿童医院（郑州儿童医院）对儿科中成药临床使用情况做了一个调查，结果发现中成药中清热剂药物的使用占第一，补益剂占第二，解表剂及祛痰止咳平喘剂并列第三。这反映了临床使用中成药的分布情况。

三、如何正确使用中成药？

如何正确使用中成药牵涉到对疾病如何辨证及辨证的要点是什么。临床中合理地选择中成药，需要结合病人的具体情况。从大的方面来讲，中医讲究辨证论治，辨证论治是指导临床诊疗疾病的基本法则。什么是辨证论治呢？就是要根据不同的症状来用药，同一种疾病，由于发病的时间、地区、体质不同，或者同一种疾病的病人处在病程的不同发展阶段，可以表现出几种不同的证候。比如感冒，西医称之为呼吸道感染，分为轻症和重症，中医辨证分为风寒、风热、湿热及暑湿证等。同病异治是指同一个疾病的不同阶段、不同体质，所表现的症状不同，因此用药不同。同样是感冒，发病的时间、地区及体质不一样，用药也就不一样。此外，不同的疾病在发展过程中出现相同的证候，例如风热证可以出现在普通感冒、流感、肺炎、哮喘、咳嗽等疾病的病程中，虽然是不同的疾病，但是出现相同的证候，在这种情况下就可以用相同的方法来治疗，即异病同治。中医是一门很深奥的学问，我在学中医的道路上有很深的体会，之前对中医不理解，也没有那么深刻的感受，随着不断的学习，我才知道中医确实有很深奥的道理，要完全理解确实需要时间。

结合各个病种来讲述，排在第一位的是急性上呼吸道感染，简称感冒或上感，中医认为感冒是感受外邪的一种常见的肺系疾病，西医认为感冒是病毒感染为主引起的一种外感性疾病，以发热、鼻塞、流涕、喷嚏、咳嗽等为主要症状。中医将感冒分为风寒、风热、暑湿和时邪感冒等证型，在临床上除了可见到单纯的风热、风寒证，亦可见到寒热夹杂的证候，此处不再一一赘述，这种情况需要有经验的儿科医生进行辨证施治。

什么是风寒感冒？感冒风热证、风寒证一般症状都有鼻塞，年长的儿童及成年人在疾病早期会出现怕冷的症状，但婴幼儿不会讲话，此时需要观察鼻涕的颜色来鉴别，风寒证最突出的症状是流清涕，但这个症状持续时间比较短，代表性中成药有风寒感冒颗粒、小儿柴桂退热颗粒及午时茶颗粒等，午时茶颗粒不但可以祛风散寒，还可以消食化积。

临床上多见的是风热型感冒，这与儿童的体质特点相关，除了发热以外，还有怕风、头疼这些症状在风寒证中也会出现，但风热感冒最突出的表现是咽红及舌质红，代表性中成药是抗感颗粒、金莲清热泡腾片、蒲地蓝口服液、小儿豉翘清热颗粒、解感颗粒、蓝芩口服液及双黄连口服液等。这些药市售很多，市售的中成药里风热型的种类是最多的，当然这些药也有各自的适应证候。例如抗感颗粒，在感冒早期使用较好，金莲清热泡腾片适用于热比较重的时候，若孩子是热性体质，平常大便干、易咽痛、口干及爱吃凉东西，这类小儿用金莲清热泡腾片比较合适。风热感冒可以选择上述中成药，小朋友更愿意接受口感好的药物，其中抗感颗粒的口感非常好，小儿接受度比较高。

下面再讲一下暑热或者暑湿感冒，中医治疗暑热和暑湿感冒有一定的优势。西医治疗没有特效的药物，他们对中医治疗暑热感冒的药物也认可。在暑热季节出现恶心、呕吐等胃肠道症状，也就是西医所说的胃肠型感冒，有明显的季节性，可用藿香正气口服液及暑湿感冒颗粒等中成药。时邪感冒，即西医所说的流感，这几年都呈暴发性流行，起病急、发热重，而且还有烦躁及全身疼痛的症状，治疗以清热解毒为主，可选用金莲清热泡腾片、连花清瘟颗粒、蒲地蓝口服液及小儿豉翘清热颗粒等药物。时邪流感和风热感冒选用的药基本雷同，但有时也需要配合使用抗病毒类的药物，如果是重症，需要及时到医院就诊，在时行感冒流行之前可接种疫苗进行预防。这次新型冠状病毒肺炎对连花清瘟颗粒及蒲地蓝口服液进行了大量的研究，发现两者具有很好的抗病毒作用，显示出连花清瘟颗粒及蒲地蓝口服液对病毒性传染病有非常好的疗效。我经常在临床使用金莲清热泡腾片，效果确实非常好。金莲清热泡腾片的药物组成包含清热方剂白虎汤，君药金莲花、大青叶有清热解毒的功效；石膏、知母是臣药，专清气分之热，对高热有速降作用；佐药生地、玄参在清热的基础上，有养阴生津的作用，高热易伤阴液，而生地、玄参可养阴生津，清热除烦；苦杏仁有宣肺止咳、祛痰的作用。金莲清热泡腾片是我常备的药物之一，以前我并不知道这个药，在一次出差时偶然用到，那次我感冒很重，发热、嗓子疼、浑身酸痛，第二天安排的有讲课，我非常担心这种情况会影响第二天的安排，于是冲了三片金莲清热泡腾片，满满一大杯就像熬出来的汤药一样浓，服用之后第二天就好转了，从此我开始认识这个药，在临床上我很认可，它对感冒及发热确实有很好的效果。

感冒夹痰是怎么样的表现呢？就是感冒同时有咳嗽的症状，咳白痰或咳黄痰，症状不同，用药也有一定的区别。咳白痰时选用三拗片，三拗片由麻黄、杏仁、甘草三味药组成，药物组成简单且效果好；咳黄痰时选用肺热咳喘颗粒，肺热咳喘有多种剂型及由多个厂家生产，其中有一个浓缩糖浆型的，含生药量比较大。肺力咳、急支糖浆、橘红止咳颗粒、清宣止咳颗粒及小儿宣肺止咳颗粒等药物的效果也较好，大家可以根据自己当地的情况进行选择。

感冒夹滞就是老百姓平时说的食积发热，小儿在发烧的同时如有内热、大便干、腹胀，这种情况该选哪种中成药？小儿豉翘清热颗粒这个中成药组方特别好，是天津名老中医李少川教授的经验方，有解表清热、消积通便的作用。柴黄颗粒、保和丸、枳实导滞丸也有解表清热、消积导滞的作用，这些药物治疗感冒夹滞证虽然效果很好，但在使用时需要注意脾虚者慎用，就是平素大便偏稀、肠胃不好的孩子慎用，但也不是绝对不能用，要根据情况使用，使用之后若大便轻微偏稀，问题不大，若出现腹泻，则需要减少用量或者不用。

感冒夹惊就是小儿在感冒或者肺炎发热的过程中，出现哭闹、夜卧不安的症状，在这种情况下可以选择羚珠散、小儿回春丹、小儿牛黄清心散、小儿千金散及小儿镇惊散等药物。羚珠散虽然量很小，但口感好，用药方便。

常见病排第二位的是过敏性鼻炎，其发病与环境污染有关，临床表现为鼻痒、鼻塞、清水涕、阵发性喷嚏，可反复发作或持续不缓解，病程较长，不能误认为感冒。如果临床上遇到孩子出现咽痒、眼睛痒的症状，这就是过敏性鼻炎。过敏性鼻炎的儿童可以进行血常规检查，血常规可出现白细胞计数正常，嗜酸性粒细胞增高或正常，部分患儿出现鼻甲肥大、鼻黏膜充血。部分过敏性鼻炎的患儿有哮喘和湿疹等过敏性疾病的病史，就是以往得过湿疹或经常反复出现湿疹，或得过哮喘，或者有哮喘家族史。临床上过敏性鼻炎分为肺气虚寒、肺脾气虚、肺经伏热证，治疗以扶正固本、宣通肺窍为原则，选择用药时需辨证论治。肺气虚寒证用辛芩颗粒、伤风停胶囊；肺脾气虚证用玉屏风颗粒，平素易外感又患有鼻炎的儿童，玉屏风颗粒就是很好的选择，可益气健脾、升阳通窍，既能预防感冒，又能治疗过敏性鼻炎；肺经伏热证用鼻渊通窍颗粒、千柏鼻炎片、香菊胶囊、鼻炎康片。

　　常见病排第三位的是化脓性扁桃体炎，临床表现为外感的同时出现扁桃体肿大、化脓、咽痛甚至吞咽疼痛，急性发作时伴有发热，无鼻塞、流涕等症状，与上感合并扁桃体肿大有区别。化脓性扁桃体炎反复发作时，若看到扁桃体表面不平，有陷窝、瘢痕，甚至表面角化，需要我们注意，这是扁桃体结石。中医治疗化脓性扁桃体炎有一定的优势，化脓性扁桃体炎分为风热搏结、热毒炽盛、肺胃阴虚这3个证型，根据辨证选择合适的中药。风热搏结证可用儿童清咽解热口服液、金莲清热泡腾片、黄栀花口服液、蓝芩口服液、金振口服液等，另外冰硼散、锡类散、西瓜霜，还有开喉剑也是很好的选择。开喉剑现在用得比较广泛，在小儿嗓子疼、扁桃体化脓时，开喉剑喷剂可减轻疼痛、促进脓液分泌物的吸收。热毒炽盛证较风热搏结证重，扁桃体表面出现脓点，用药和风热搏结证没有太大的区别。但肺胃阴虚证就不一样了，肺胃阴虚证在有热的基础上，常表现为大便干燥、舌红少苔，病程较长，可用养阴清肺口服液、秋梨润肺膏等。

　　第四位是咳嗽（支气管炎），支气管炎在临床上也很常见。咳嗽是个症状，不是一个独立的疾病，它可以出现在许多疾病中，临床上分为急性咳嗽、迁延性咳嗽和慢性咳嗽，包括支气管炎、支气管肺炎、过敏性鼻炎、支气管异物等，病毒、细菌、支原体及衣原体等均可导致咳嗽，部分是在病毒感染的基础上继发细菌和支原体感染，所以要注意寻找病因，明确诊断。西医以对因治疗为主，中医辨证论治，将急性咳嗽分为风寒证、风热证及痰热壅肺证。风寒咳嗽临床上以流清鼻涕、咳嗽、咳白痰为主要表现，宜选用通宣理肺丸、复方川贝精片、桂龙咳喘胶囊、杏苏止咳颗粒。风寒咳嗽在临床上也可见，可为什么市场销售的风寒药比较少？这是因为风寒感冒维持的时间很短，有些家长还没来得及去买药患儿就化热了。风热咳嗽类似感冒的风热证，以痰黄黏稠、鼻涕黄稠，伴有口渴、喑哑等主要症状，宜选用芩香清解口服液、小儿肺热咳喘颗粒、抗感颗粒、急支糖浆、小儿肺热止咳片等。风热和痰热这两个证型没有本质区别，只有轻重区别，痰热壅肺证比风热证要重，咳痰比风热证更黄、更黏，还常伴有大便干燥。用药时可选同一类的药但是用量不一样，如果轻症用量小一些，可以 2 次／日；重一点用量可以大一些，可以 3 次／日，宜选用小儿消积止咳口服液、橘红丸、橘红颗粒或橘红胶囊、小儿肺热颗粒、金振口服液、川贝枇杷糖浆、蛇胆川贝散、肺力咳糖浆等。其中小儿消积止咳口服液是中成药开发最早的一批药物，既能止咳又能够消食化积，有很好的效果，在临床上使用很广泛。

慢性咳嗽相对复杂，需要临床医生进行鉴别诊断，若无鼻后滴漏、食管反流等特殊的问题，中药治疗效果非常好。中医将慢性咳嗽分为痰湿证、气虚证及阴虚证。痰湿咳嗽的特点是咳嗽痰多，长期咳嗽，宜选用橘红痰咳液、消咳喘糖浆、小儿肺咳颗粒。最近我还碰到一个患儿，咳嗽很长时间，一直吃抗生素等西药效果不好，我采用抗过敏药配合中药治疗，症状很快就减轻，效果非常好。气虚咳嗽的特点是孩子咳嗽无力、平素汗多、怕冷、饮食不佳、易感冒，也会有痰白清稀、咳痰量不多的症状，宜选用黄龙止咳颗粒、益肺健脾颗粒或六君子丸。阴虚咳嗽区别于痰湿及气虚咳嗽，阴虚咳嗽的特点是干咳少痰、手足心热、舌红少苔，宜选用念慈蓭蜜炼川贝枇杷膏、养阴清肺糖浆及秋梨润肺膏，医生在临床上需要仔细鉴别，根据临床症状选择合适的药物。

第五位是哮喘，哮喘的发作有明显的季节性。在清晨和夜间发作加剧，临床表现为喘促气急、胸闷咳嗽、喉间哮鸣有声，哮鸣音听诊时可见呼吸相延长，甚至出现呼吸困难、口唇青紫、烦躁不安等症状。哮喘在全世界的发病率很高，要引起大家的关注，出现上述症状时需要医生明确诊断。哮喘有发作期、迁延期及缓解期，治疗侧重不一样，若哮喘迁延不愈，可发展至慢阻肺、小儿毛细支气管的阻塞，部分成年人的慢阻肺可能从儿童时期就开始了。哮证在发作期为邪实，在迁延期是虚实夹杂，在缓解期以虚为主。哮喘在发作期有寒性、热性的不同，寒性哮喘和风寒感冒一样，典型症状是面白、流清涕、怕冷、无汗、咳泡沫痰，舌质淡苔白，治以温肺散寒、化痰定喘，代表方是小青龙颗粒、三拗片、寒喘丸、射干麻黄汤。小青龙颗粒是中医的一个名方，平喘的效果非常好，在临床上不次于 β₂ 受体激动剂。喘证早期或者有些寒性体质的孩子多为寒喘，有些热性体质或者是日久化热多为热性哮喘。临床上哮喘发作期多见于热性哮喘，除了咳和喘外，还有咯痰黄稠、大便干、烦躁哭闹、舌红苔黄等症状，治疗宜清肺涤痰、止咳平喘，代表中成药有小儿清肺化痰颗粒。在发作期，哮喘除了寒性、热性，亦有寒热错杂，外寒内热的哮喘特点是既有痰稠色黄、舌质红，又有流清涕的症状，这种情况就是寒热错杂或外寒内热，用药时需要解表清里、定喘止咳，宜选用小儿宣肺止咳颗粒、止喘灵口服液、定喘口服液，小儿宣肺止咳颗粒是一个江苏老专家的经验方，定喘口服液是一个经典名方。

　　气虚邪恋和肾虚痰恋证属于迁延期。气虚邪恋的辨证要点是咳嗽持续时间长，咳嗽时轻时重，病情迁延不愈，且患者易出汗和外感。这类孩子要选择玉屏风颗粒、参贝北瓜膏。玉屏风颗粒是中医的名方，反复呼吸道感染、气虚咳嗽及气虚哮喘，都可以使用，公认效果非常好。肾虚痰恋的特点是反复咳喘，表现为痰多质稀、畏寒；肢冷、神疲、纳呆、肾气虚弱、小便清长、舌质淡，治疗需要泻肺祛痰、补肾纳气，宜选用黄龙止咳颗粒、苏子降气汤、射干麻黄汤、七味都气丸。槐杞黄颗粒、黄龙止咳颗粒对于虚证咳嗽、慢性咳嗽迁延期有虚甚至虚实夹杂都可以用，唯独不能用于痰热咳嗽。

　　反复呼吸道感染在临床上也常见，反复呼吸道感染有一定的诊断标准，其诊断标准是：0～2 岁，每年呼吸道感染的次数 ≥ 10 次，其中下呼吸道感染次数在 3 次以上；2～6 岁，每年呼吸道感染的次数 ≥ 8 次，其中下呼吸道感染次数在 2 次以上；6～14 岁，每年呼吸道感染的次数 ≥ 7 次，其中下呼吸道感染次数在 2 次以上，且两次呼吸道感染间隔至少 7 天以上，若上呼吸道感染次数不足，可加上下呼吸道感染次数，不足者需观察 1 年。反复呼吸道感染分为肺脾气虚证、营卫失调证及肝肾阴虚证。不懂中医的话，对这三个证型的分辨很费解，家长很难做出选择，需要专业医生的帮助。三种证型都有的共同症状是反复感冒，怎么辨别是气虚还是阴虚，最简单的区分方法是看孩子的大便，气虚的大便是稀溏的，不成形，而阴虚的大便是干的；反复呼吸道感染伴有咳痰时，气虚证咳痰是稀的、白的，而阴虚证痰黏难咯、口渴，这完全是热象。气虚型可以选玉屏风散、黄芪生脉饮、参苓白术口服液；阴虚型需要养阴润肺，宜选用龙牡壮骨颗粒、黄龙止咳颗粒、槐杞黄颗粒。营卫失调的特点是反复感冒，常多汗，汗出不温，表现为一会热一会冷，可以用桂枝合剂。

传染病是中医温病的范畴，传染病如何使用中成药？中医的温病就是发热性疾病，而且大多数有传染性，目前在临床常见的传染病很多，今天只介绍呼吸道的传染病，如手足口病、风疹、水痘、流行性腮腺炎、流行性脑膜炎等。这几种病临床用药大同小异，尤其是手足口病、风疹、水痘、流行性腮腺炎这四种病都有风热证，与感冒的用药非常相似，可选择金莲清热泡腾片、蒲地蓝口服液、清热解毒口服液及小儿豉翘清热颗粒。流行性腮腺炎可选择腮腺炎片、蒲地蓝口服液、龙胆泻肝丸，风热较重时可用金莲清热泡腾片。流行性脑膜炎是中枢神经系统感染的疾病，会出现嗜睡的精神症状，严重时甚至昏迷、谵语等，要用安宫牛黄丸。中医临床大夫、基层医生碰到急救时，除了用西医的方法还可以用安宫牛黄丸，此药用于重症抢救已有几百年的历史。

四、日常防护

养生要注意春季的养护，儿童养生要以预防为本，现在很多家长都有日常防护的概念，这方面的书籍也很多。现在家长很注重孩子的日常吃、喝，有病及时就医，但预防观念仍然较欠缺，如饮食均衡合理这方面就有很多不足。现在孩子不是营养缺乏而是营养失衡，小孩爱吃肉、鸡蛋等高蛋白食物，吃油腻的食物及小零食，但是吃蔬菜、水果相对较少。一定要合理安排膳食，膳食安排是一个金字塔形式的，五谷类应该吃得最多，瓜菜类、水果类应该多吃些，然后是奶、鱼、肉、蛋。严格意义上也不是绝对如此，要根据不同年龄的情况合理搭配。婴儿以奶制品等乳类为主，其他年龄段的孩子们，应该搭配一些新鲜的蔬菜、水果，但不要吃反季节的食物，尤其是1岁以后的孩子更应该合理地搭配，奶制品、肉、鱼这一类要适量地吃，油、糖、盐一定要少吃，不主张儿童吃高糖食物，现在有些孩子爱吃甜食，这个需要适当地控制。总体来讲五谷为养，五果为助，五畜为益，五菜为充，气味合而服之，这样才可以补益精气。最后用这几句话来结尾：四时欲得小儿安，常要三分饥和寒，但愿人皆依此法，自然诸疾不相干。这是中医古书上的话，希望家长们都注意。

现在随着社会的发展，大家越来越认识到中医药在临床的地位，也希望家长在孩子出现呼吸道感染时要合理地选用中成药，不理解时需要向医生咨询。

主持人：谢谢您精彩的讲座，现在我们来回答一下提出的问题。第一位观众提出的问题是肾病综合征的孩子停激素已经50多天了，但是现在特别容易感冒和流鼻涕，该怎么处理？

丁老师：肾病综合征的孩子停激素后会出现肺脾气虚或者肺肾气虚的症状，很容易出现反复呼吸道感染，治疗需健脾益肺，宜选用玉屏风散、槐杞黄颗粒。在我们医院长期接受中西医结合治疗肾病综合征的孩子，我们会使用中药进行调理，不仅要健脾，还要补肾，到后期肺、脾、肾三脏都要补益。

主持人：第二位观众提出来的问题是儿童发热39.2℃，使用布洛芬后降到了38.2℃，目前头疼，想问可不可以用一些别的中成药，比如说抗感颗粒、小儿豉翘清热颗粒、小儿柴桂退热颗粒等？

丁老师：小儿发热一定要搞清楚原因，发热是个症状，见于多种疾病的病程中，原因可能是病毒感染，也可能是细菌感染。小儿需要完善血常规检查，口服布洛芬后体温只降了1℃，需要警惕。当然也要看患儿的精神状态，如果精神状态挺好，没有什么特殊症状，可以在家加用中成药。加中成药需要看孩子的症状，有没有口渴？有没有烦躁？有口渴就是有内热，我刚才讲的风热感冒中，金莲清热泡腾片退热效果非常好，但是要注意大便，如果大便特别稀，用药要注意；也可以选择蒲地蓝口服液或蓝芩口服液，大便偏干或者正常大便都可以用。

主持人：第三位观众提出来的问题是10岁紫癜性肾炎的儿童，服用激素期间孩子长胖了，目前检查结果都是正常，而且已经停激素半年，怎样才能瘦下来？

丁老师：需要适当运动，肾病孩子并不是说不可以运动，在发病期间、大量蛋白尿的时候是不可以大量运动的，但现在已经缓解了，我觉得可以增加室外活动；还要控制饮食，不要吃高糖、高脂肪的食物，成人和儿童一样，要管住嘴、迈开腿，同时要注意饮食结构，多吃含纤维的蔬菜、水果。

主持人：第四位观众提出的问题是风寒感冒临床症状很快变成风热感冒，是不是可以直接用风热感冒的药物？

丁老师：按照中医理论和经验来讲是不可以的。比方说风寒感冒应该辛温解表，疏风宣肺，治疗应该用温药，很多人开始流清涕，有表寒证，用大量清热解毒药不但效果不好，还可以导致病情加重。最好选择风寒感冒颗粒等疏风散寒的中成药。如果一开始用错了，有时候病情会加重，我建议要对症下药。小儿抗感颗粒，说明书上面写的是治疗风热的，事实上是中科院老专家们在没有辨证的情况下制作的，所有的药经过筛选，有明确的抗病毒作用，风寒感冒也可以使用。如果是传染病，如流感都是以热为主的，但是它有短期的表寒症状。如果病情较重需要找医生看，如果说自己在家用，也不妨用小儿豉翘清热颗粒、小儿柴桂退热颗粒等。如果是流感，可以选择金莲清热泡腾片和连花清瘟颗粒。

主持人：下面一个问题，一个过敏性紫癜的小孩感冒10天左右，咳黄痰，口服哪种中成药比较合适，然后平常又需要哪种中成药来调理？

丁老师：过敏性紫癜的患儿感冒，就按感冒进行辨证论治，感冒有风寒、风热及表寒里热、寒热错杂这几个大的类型。另外孩子有没有夹痰的咳嗽？有没有夹滞？有没有大便干？有没有烦躁哭闹？要根据我刚才讲的那些症状进行搭配用药。碰到紫癜的患儿，感冒和其他正常孩子治疗感冒一样，用药也是一样，并不因为患过敏性紫癜，用药就有特殊。平常注意患过敏性紫癜的儿童，建议家长检测食物不耐受，不要吃带添加剂、带色素的包装食品及转基因食品，这些对人体都不好。好多家长说过敏性紫癜患者不能吃鱼虾，不能吃蛋白质，未必是这样，我们临床大量的检查结果表明过敏性紫癜的儿童对鸡蛋、牛奶、大豆不耐受相对多一点，但也不是每个患者都不耐受。过敏性紫癜发病的原因较多，部分与感染有关，过敏并不是特别明确的一个原因。

主持人：还有一个您的病人，一个紫癜性肾炎的孩子，刚找您看过病，但是现在腿上新出皮疹，伴有疼痛和瘙痒，第二天皮疹融合成片，带有小血疱，不确定是荨麻疹还是紫癜，该怎么处理？

丁老师：过敏性紫癜合并荨麻疹，在临床比较常见。但这个患儿皮疹一开始出来就很痒还疼，第二天出现血疱，考虑是虫咬性皮炎。虫咬性皮炎的症状就是被叮咬后头一天又痒又疼，到最后局部过敏反应，如果是全身性的反应需要找医生看看。有的时候在临床上虫咬性皮炎的表现和紫癜皮疹一样，实际上虫咬性皮炎病人局部过敏后，它也会导致血液渗出，就会有紫癜样的皮疹；也有些过敏性紫癜跟虫咬有关，虫咬以后导致全身的血管反应，你中有我，我中有你。有些荨麻疹一出就痒，抓挠后就出血，看着像过敏性紫癜，但从本质上来讲，还是以荨麻疹为主的，要看全身的综合症状，我建议这样的患儿应该找医生就诊。

主持人：还有一位观众提出的问题是治疗新冠肺炎的中药方中有石膏、大黄这类的泻药，也有一些补药比如说黄芪。这个药方里面补药跟泻药，它是基于一个什么样的机制来组方的？

丁老师：这个问题问得很好，也很专业，方药中同时有补又有泻的中药，这个是攻补兼施的方子。补药是什么作用？按中医的理论是补气，可提高及增强免疫力；清热解毒的药主要是祛邪的作用，即所谓抗病毒的作用。这个方适合用于哪一类的人群？适用于平常体质虚弱又得了新冠肺炎的病人，这种病人按中医理论是正气不足，按西医说是免疫力相对偏低，在这种情况下用这个药非常好，攻补兼施，既能够清又能够祛邪。如果对于体质特别好的，大便偏干的邪热炽盛的体质，我认为用这个药不一定合适。治疗新冠肺炎也需辨证施治，不能用一种药，大家可根据不同的证型来选择不同的中药。在不同的阶段用同一个药，那肯定是不可以的，这就是中医和西医用中成药的不同之处。有一些西医大夫不理解，别人用这个中成药有效，为什么自己用了以后没效，还是因为西医对中医的理解不到位，所以在辨证用药时还是需要再斟酌，为什么现在有些西医专家也非常执着地想学中医，我觉得这也是不无道理的。中医讲的辨证施治，就是个体化治疗，比如说有风寒、有风热、有表寒里热，还有以邪为主兼有正虚的、有正虚为主兼有邪气的，对比中医用药就不一样。

主持人：有家长问刚出生20天左右的宝宝，一直都在拉肚子，肛周通红，请问中医有没有好的治疗方法？

丁老师：这个孩子刚出生 20 天，还处于新生儿期，大便次数 1 天在 3 次以内，都算不上腹泻，但是如果大便特别稀，而且量很大，就必须引起重视，需要及时干预治疗。这个孩子的肛周已经发红，可见腹泻次数较多，且新生儿比较娇嫩，我建议还是到医院找专业的医生治疗。我们可以找找腹泻的原因，最好化验大便常规，看看大便中白细胞有没有升高，弄清楚孩子是不是存在乳糖不耐受。如果让我推荐的话，我建议可以试试婴儿健脾散（婴儿素），这个药是我们中医药大学的苗教授研发的，苗教授被称为中原地区的"小儿王"，在解放初期，他把这个方子无偿贡献给国家了，健脾散是在参苓白术散的基础上加减的。另外由于是新生儿，可以先少服一点，看看会不会产生不良反应，但我还是建议最好去医院面诊，明确诊断，精准用药。

主持人：有位家长说：孩子吃西药怕副作用多，但是中药味道苦，见效慢，该怎么办？

丁老师：关于这个问题，我们还是要根据具体病情选择合适的药物，临床疾病种类非常多，我今天只讲了常见病，比如感冒，感冒当然不能随便用抗生素，如果确定是细菌感染，或者支原体感染，这就是使用抗生素的指征，但是感冒 90% 都是病毒感染，这时候不主张使用抗生素，我们可以应用一些有效的中成药，例如抗感颗粒、肺热咳喘颗粒等，这些药物口感特别好，很适合儿童服用，尤其是婴幼儿，解决了喂药难的问题。早期研制的中成药不太注意口感，只注重疗效，但是这些年国家研制的中成药越来越适合儿童服用，不仅有效，而且口感很好。中医外治也有很好的疗效，如果高烧不退，症状比较严重，就可以选择中医外治，通过按摩、推拿、灌肠的方法以退热。也可以添加中药伴侣猕猴桃颗粒，搭配中药来喝，矫正中药的口味，也不影响中药的效果。

主持人：使用中西医结合治疗疾病的时候如何把握中药麻黄和西药含有麻黄碱药物的用量？

丁老师：它们的作用机制相似，伪麻黄碱这一类药物，有扩张表皮毛细血管的作用，从而达到发汗的效果，麻黄也是这样的作用，我一般不同时用，用中药麻黄的时候，一般不再用伪麻黄碱类药物。治疗上感、咳嗽等疾病的中药方剂及中成药，大部分都含有麻黄，西药含麻黄碱的药物也很多。中药方剂，可以根据个体变化随时加减，并调整剂量，但是中成药里所含的药物有限，使用时很难把握用量，有时麻黄和伪麻用量都不大，而且病人耐受能力也较强，就可能达到事半功倍的效果。

主持人：之前我也向其他中医专家提问过这个问题，专家们都没有给出确切的答案，现在我明白了，非常感谢丁老师的指导。

丁老师：我特别喜欢用西医听得懂的道理来解释中医，例如石膏退热的效果是公认的，是否有效与它的配伍、煎煮时间等都有关，石膏主清阳明经热，金莲清热泡腾片与知母配伍，才会如此有效，知母一去掉，石膏的有效率就会降低，这些都是有药理学基础的。

主持人：非常感谢您的分享和解答。由于时间的原因，提问环节先到这里，也感谢大家的观看，本期节目就到这里。谢谢。

丁老师：谢谢各位观众。

（2020年中国民族医药学会儿科分会线上系列活动——中医儿科名家公开课，网络，2020年9月2日）

扫码看讲座

第二节　儿科常见消化道疾病如何使用中成药

各位家长朋友们，大家好！上一次给大家讲了呼吸道常见病如何使用中成药，今天接着第二讲——儿科常见消化道疾病如何使用中成药。下面我将从儿童常见的消化道疾病、怎样正确地使用中成药以及儿童的日常防护三个方面进行讲述。

首先我们来看看儿童有哪些常见的消化道疾病。临床上儿童常见的消化道疾病无非是厌食、积滞、泄泻、便秘，还有腹痛这五个方面。

首先我们讲厌食，它是最常见的消化道疾病之一。厌食是小儿不按时按量吃饭甚至拒食，饮食量明显少于同龄的儿童，这种孩子形体偏瘦，但精神状态还可以，能够正常运动。厌食一定要排除外感或其他慢性疾病所导致的厌恶进食，这些不属于厌食的范畴，但治疗时我们可以参考厌食。厌食分为脾失健运、脾胃气虚和肝脾不和3个证型，根据不同的证型选择合适的方药，治疗以运脾开胃为基本法则。脾失健运证简单地说就是病情比较轻，典型表现是食量减少，食而乏味，厌恶进食，精神形体尚可。临床上我们治疗这种证型的方药很简单，就是保和丸，在市面上还有保和颗粒。从古到今，保和丸是我们中医的一个有效代表方。其他中成药如山麦健脾口服液、小儿健脾丸、婴儿健脾散等也可以选择，市面上的中成药非常多，在此就不再一一列举，只讲几个代表方，大家可以根据当地的药品情况进行选择。脾胃气虚较脾失健运证重，它的特点除厌恶进食、乏力外，还有大便稀溏夹有不消化食物，有些家长反映，吃的东西好像没有消化一样就拉出来了。治疗上可选择健胃消食口服液、醒脾养儿颗粒、小儿扶脾颗粒、人参健脾丸、小儿复方鸡内金咀嚼片或鸡内金口服液。复方鸡内金咀嚼片成分很简单，就是鸡内金和神曲，鸡内金可助消化，效果非常好。那么什么是肝脾不和？老百姓听不懂，最简单的辨证要点就是除了厌恶进食外，总打嗝，性情急躁，易发脾气，这个类型的厌食西药无药可治，但中医治疗方面有优势，治疗需要健脾疏肝理气，代表方有小柴胡口服液、逍遥颗粒或逍遥口服液，其中逍遥颗粒是中医的历史名方。厌食虽然是个小病，但是如果自己用中成药效果不好，不要耽误，应该及时就诊。

下面我们接着讲消化系统的第二个病种：小儿积滞。小儿积滞和小儿厌食两者既有相关又有区别，厌食在临床上以厌恶进食为主要症状，但积滞还伴随脘腹胀满，甚至腹痛，有呕吐酸腐、大便酸臭的症状，以及长时间食物不消化所造成的食化积，积化滞。西医有些促进胃肠动力的药物如吗丁啉，还有肠道微生态的药物如妈咪爱等，这些西药短期内可以用，但不可长期使用。对于饮食积滞，中成药我们可选用胃肠安丸、小儿复方鸡内金咀嚼片和大山楂口服液，其中胃肠安丸价格便宜效果又好，它是颗粒可以舌下含化，也可以口服，大一点的孩子可以咽下去。积滞日久会化热，也就是食积化热，具体表现为手足心热，大便臭秽或秘结，舌苔黄厚腻。常用的药物有清热化滞颗粒、枳实导滞丸，也可使用保和丸，但是用量要大。饮食积滞和积滞化热均属于实证，病久会演变成脾虚夹积，虚中夹实。此种证型的孩子除了面黄肌瘦，长期大便稀溏的虚证表现外，还有腹胀、手足心热、舌苔黄腻、大便酸臭等实证表现。对于虚实夹杂的类型，治疗时既要扶正，又要祛邪，既要健脾，又要助消化，需要在医生指导下进行辨证，合理地选择中成药，代表性的中成药有神曲消食口服液、小儿健脾丸、小儿消食颗粒等。

第三个病种是小儿泄泻，就是拉肚子，在临床上很常见，不要小看这个拉肚子，需要我们认真鉴别。泄泻分为感染性腹泻和非感染性腹泻两大类，感染性腹泻多由细菌、病毒引起，秋季腹泻就是病毒感染；非感染性腹泻等同于我们西医的消化功能障碍的腹泻，主要由饮食不当和肠道功能紊乱引起，这种类型的腹泻是中医药很好的切入点。泄泻从病程上又分为急性、迁延性和慢性腹泻，发病时间在2周内为急性腹泻，病程2周至2个月称为迁延性腹泻，病程在2个月以上为慢性腹泻。临床上急性腹泻早期可以考虑用中成药，但是超过两三天的持续腹泻应该尽快找专业医生就诊。对迁延性和慢性腹泻要找医生明确诊断，这种情况不是那么简单，它涵盖了很多的疾病。从病情上讲，泄泻分为轻、中、重三型。轻型泄泻除了腹泻外没有其他特殊的症状，精神状态可以；中型泄泻的孩子精神状态差，伴有轻度至中度的脱水和中毒症状；重症泄泻较严重，需要尽快就医。泄泻需要检查大便常规，家长在来医院前应该准备好新鲜的大便以备检查，特别是状态最不好的那部分大便，比如含有黏液的大便，根据大便的检查结果来判断是感染性腹泻还是非感染性腹泻，这对临床医生的用药具有指导性的意义。西医对感染性腹泻的治疗需要依据病原学合理选择抗生素，一看孩子腹泻就用抗生素是不合理的。对出现黏液便，伴随发烧、腹痛等症状的情况，属于感染性腹泻的概率较大，可以考虑使用抗生素治疗，但是应用时需要征求医生的意见，千万不可自己乱用。对于非细菌性感染，无抗生素使用的指征，使用抗生素后会使病情加重。重型泄泻需要配合液体疗法和营养支持治疗。止泻药物如思密达是我们生活中较常使用的，但对于感染性腹泻，我们不要求过早止泻，而是需要将毒素排出。对于腹泻的处理我们需辨别轻重，轻型的腹泻在家也可以自己处理，但发病急、症状重、全身状态不太好的腹泻一定要及时到医院就诊。

　　泄泻中医分为湿热泻、伤食泻、寒湿泻、脾虚夹湿热泻、脾虚泻及脾肾阳虚泻。首先最常见的泄泻是湿热泻，湿热泻在临床上的发病率较高，多表现为急性腹泻，现代医学认为这类泄泻大多为感染性泄泻，其特点是腹痛伴有发热、大便带有黏液、大便比较臭，这种泄泻需要到医院就诊。如果大便稍稀溏，微带黏液，大便次数不多，自己在家可以用肠炎宁颗粒、葛根芩连微丸、小儿双解止泻颗粒、苍苓止泻口服液、儿泻停颗粒、香连丸等治疗，其中苍苓止泻口服液的适用指征是秋季腹泻。秋季腹泻特点是水样便，同时伴有发烧，便量大，就是我们所说的大便次数多，日行十余次至数十次。第二个是伤食泻，临床表现为呕吐酸腐，大便臭秽，泻前腹痛，舌苔白腻或者厚腻，这种情况需要因势利导，不要一开始就用思密达等止泻药。中医的治法为"通因通用"，就是虽然腹泻，但还要通泄、疏导才可达到止泻的目的，需要在消积的基础上止泻，代表药物为胃肠安丸、小儿泄泻停颗粒、小儿香橘丸、保和丸等。第三个是寒湿泻，这个类型的泄泻的特点是有受凉史，大便清稀，甚至如水样，同时夹有泡沫，大便臭气不甚，腹中肠鸣伴有腹痛。治法是散寒化湿，代表药物如藿香正气口服液、小儿广朴止泻口服液、纯阳正气丸、泻定胶囊等药，其中纯阳正气丸、泻定胶囊更适用于年龄较大的儿童。另外一个是脾虚夹湿热泻，这种患儿平时体质弱，饮食欠佳，大便稀溏，这类泄泻属于虚中夹实，临床表现为反复腹泻的病史，大便溏薄伴有黏液，按照西医的理论就是平时有消化不良的病史，同时又有急性感染。各种细菌、病毒的感染，在中医上是邪气，治疗需扶正祛邪，代表药物有小儿腹泻宁糖浆、小儿止泻安颗粒、小儿止泻灵颗粒。其中小儿止泻灵颗粒这个中成药含有罂粟，它的止泻效果虽然好，但是不能长期应用，同时用量要把握好。还有一个脾虚泻就完全是虚证了，它的特点是病程较长，反复的腹泻，大便溏薄，食后即泻，伴随食欲不振、乏力等，我们中医的代表方是参苓白术散、婴儿健脾散、醒脾养儿颗粒、宝儿康散、小儿止泻安颗粒、小儿腹泻贴、丁桂儿脐贴等。其中丁桂儿脐贴是外用的，可扶正。最后一个是脾肾阳虚泻，病情较重，脾肾阳虚泻一般在长期腹泻的基础上出现食入即泻，经常在天不亮五六点（五更）出现腹泻，这是这个类型腹泻最重要的特点。治疗需要温补脾肾、固涩止泻，最具代表的方是四神丸，另外小儿腹泻贴、补脾益肠丸、固本益肠片等都可以选用。慢性腹泻需要找出病因，有些慢性腹泻有长时间的肠病病史，比如食物不耐受、母乳不耐受、蛋白质吸收不良综合征等，需要医生在排除一些真正的器质性病变的基础上明确诊断。

　　小儿消化系统的第四个病种是便秘。以前我们腹泻的患儿较多，现在反而大便干的患儿多。我们生活水平提高了，自身体质也提高了，腹泻的患儿少了，这可能与我们饮食结构发生改变有关。小儿不爱吃蔬菜和水果，爱吃肉或者爱喝牛奶，高蛋白饮食多，蔬菜吃得少，从而导致便秘的患儿增多。便秘时大便次数有时表现为 2 ～ 3 日 / 次，有时表现为 6 ～ 7 日 / 次，甚至十几日 / 次。便秘的原因很多，需要我们排除先天性巨结肠等器质性病变。对便秘的治疗，则需要改变饮食结构和喂养方式，必要时给予药物治疗。便秘大部分是实证，老年人的便秘虚多实少，儿童的便秘实多虚少，但不应一概而论，需辨证施治，比如积滞便秘需要消食导滞；如果积滞化热，需清热润肠通便；甚至有些孩子体形偏瘦，大便偏干，阴虚体质，需要滋阴通便。总体来说，理气贯穿于疾病治疗的始终。食积便秘会出现口臭、打嗝、厌食、腹胀、苔黄厚腻，这就是老百姓说的积食，属于便秘的轻症，可用枳实导滞丸、保和丸。若食积化热，除积滞以外，还有口干、口舌生疮、舌质红、苔黄燥，有些孩子伴有发热，可用三黄片、牛黄上清丸，或临时用一下开塞露。另一个类型是气滞，表现为大便不干，次数很少，间隔时间长，排便困难，就是西医说的肠道蠕动功能差，这是由气机不畅引起的，需要行气导滞通便，四磨汤比较适合，木香槟榔丸的效果也很好，但四磨汤的作用要强一点。另外枳实导滞丸在食积里面可以用，在气滞里面也可以用。最后一个类型就是气虚，这种类型便秘的儿童体质弱，平时多汗、气短、乏力、易感冒，可选用补中益气口服液、益气润肠丸、通便胶囊等，虽然这些药可以选用，但是需要医生辨证，如果是气虚夹滞，这个时候就不好把握了，需要找专科医生进行治疗。

最后一个病种是腹痛，腹痛在儿科也很常见，很多孩子经常因腹痛来医院就诊。腹痛仅仅是个症状，而不是一个独立的疾病，可见于急性阑尾炎、急性胃肠炎、肠套叠、肠梗阻、过敏性紫癜等疾病病程中。上述这些腹痛属于急腹症，需尽快到医院就诊，以防延误病情。在辨证方面首先要鉴别腹痛是不是急腹症，排除急腹症才是中药的适应证。慢性腹痛，常见的如再发性腹痛，由肠壁平滑肌突发强烈收缩引起的阵发性腹痛，这种腹痛通常是反复发作性疼痛，腹痛常突然发作，持续时间不一，多能自行缓解，发作间歇一切正常，多数是功能性的，但也不能排除器质性病变。在临床上，功能性的改变也伴随器质性的改变，最常见到的是肠系膜淋巴结肿大，它是由于小儿的肠系膜、肠道功能还没有发育完善，肠系膜比较松弛、比较长，在肠道蠕动的过程中形成的一种功能紊乱。在肠道蠕动的过程中，肿大的淋巴结压迫肠管壁、肠系膜神经就会引起腹痛。因此基于以上我们要在排除其他器质性疾病的基础上，才可用中药来解决。蛔虫病、绦虫病等寄生虫病，肠系膜淋巴结肿大，或者肿瘤压迫，都可导致再发性腹痛。诊断是第一位的，诊断清楚了，在医生的指导下用药才是安全的。

现在我们来了解一下功能性腹痛：第一个是腹部中寒证，这个类型在临床上较多见，中医的治疗效果也非常好，可用藿香正气液、丁桂儿脐贴等。如果家里没有备用药，可用热水袋、热毛巾敷一下，可暂时缓解病情。其次是乳食积滞证，进食太多，食物在肠道里积滞，单止痛是不可以的，一定要消食导滞之后才能止痛，保和丸、大山楂丸、木香槟榔丸、枳实导滞丸都是在消食导滞的基础上止痛。再一个是脾胃虚寒证，可用附子理中丸、四神丸、固本益肠丸、补脾益肠丸。对于腹部中寒、乳食积滞、脾胃虚寒证的腹痛，中药效果确实是比较好。最后一个是气滞血瘀证，最大的特点是痛有定处，这时需要临床医生寻找有没有病变，是急性炎症，或者慢性炎症，比如慢性阑尾炎的反复疼痛，或者是手术后的肠粘连，这些属于气滞血瘀证，元胡止痛片、柴胡舒肝丸、血府逐瘀汤等可活血化瘀止痛。

最后来讲一讲日常防护问题。不同的疾病，防护措施也不一样，要以预防为本、衣着适宜、合理饮食、注意卫生。有些年轻人对老年人传统的育儿观念不屑一顾，其实有些经验很有用。比如换季时要及时更换衣服，古人云：春捂秋冻，冻头捂脚。有的家长总是在不太冷的时候把孩子的头包得很严，这对孩子没好处。现在的养护不是穿得太少了，大多数情况下是穿得太多了，本身小儿是纯阳之体，就容易热，头捂得太严，容易出汗，一出汗就容易受凉，这不是因为体虚受凉，而是因为护养过度导致的受凉，所以要及时给孩子更换衣服。饮食要均衡，每天吃的品种越多，营养越多。婴儿以蛋白质为主，4个月内的幼儿不宜吃面粉粮食，因为这个时候孩子的肠道内，蛋白酶是最旺盛的，所以应该以蛋白质为主；4个月后就可以慢慢加点面糊、米粉之类，要循序渐进地添加饮食，遵循由细到粗，由少到多的原则。另外，尽量不吃包装食物，以及反季节的食品，偏食也不好，偏食容易造成营养偏颇，免疫力就会下降。同时还要注意卫生习惯，有的孩子吃东西，家长对其碗筷都要消毒，这本身是好习惯，问题是太干净了，也不行。孩子呵护得太精细，结果肠道没有免疫力，孩子长大后经常感染，出现黏液便，到很多医院治疗，效果欠佳，最后找我看病，我发现虽然他有黏液便，但是大便常规无异常，后来发现平时太注意防护，孩子什么都不接触了，没有感染的机会，肠道没有一点抵抗力了，所以我们在饮食上注意卫生的同时，但又不能洁癖。此外还要合理安排膳食。我们中医讲：五谷为养，五果为助，五畜为益，五菜为充，气味合而服之，以补益精气。最后，用我们中医的一句话："四时欲得小儿安，常要三分饥和寒，但愿人皆依此法，自然诸疾不相干。"不要吃得太饱，不要穿得太暖，八分饱就够了，成年人的健康保健也是这样的。

问：在什么情况下适合用中成药？什么情况下适合用西药？家长怎么帮孩子选用？

答：这个问题问得就太广泛了，针对药物的选择具体要看什么病。比如感冒情况下，如果是病毒感染，首先用中成药；如果是细菌感染，比如化脓性扁桃体炎，首先选用的是西药；如果是食积导致的消化障碍、拉肚子，吃点消食导滞的中药就好了。简单说，功能性病变我们可以用中成药，如果明显的高烧不退，精神状态不好，这时需要到医院就诊，不管中药西药都不能在家里随便用。

问：中成药是不是比较温和？没有副作用，或者副作用比西药少？

答：总体上是这样的。中成药相对较温和，起效相对较慢。但也不尽然，比如说对于秋季腹泻，中药1～2日也能改善病情，中药对发热也能很快起效，具体情况与病种、体质及用药的情况相关，最重要的是辨证施治。例如发热，西医的解热镇痛退热药属于对症治疗，虽然体温能降至正常，但不解除致病因素，仍可能会反复发热，中医根据症状进行辨证论治，整体调理，从而达到降温的目的。以前认为中药是天然的药物，比化学药物副作用少，但部分中药也有毒性和不良反应，需要我们用心甄别，合理应用。

问：中成药可以和西药一起使用吗？可以多种同时使用吗？

答：这个需要根据病种和病情来判断，不能自己在家随便用药。举个例子，感冒轻症时我们可单纯用中成药，如果演变成重症肺炎，或者合并惊厥等其他症状，就需要配合西药进行治疗；手足口病的轻症是可以口服中药来治疗的，但是如果合并脑炎，出现神经系统的症状，这时不是在家用西药的问题了，而是需要及时到医院就诊。总体来讲，因人而异，因病情而异。

问：健脾消食口服液、健脾颗粒、健脾贴等中成药适合婴幼儿吗？长期服用是否造成依赖？

答：我查了一下市场上没有健脾消食口服液，只有一个健胃消食口服液，有健脾颗粒、小儿健脾贴膏。健胃消食口服液和健脾颗粒，它们两个的适应证基本一样，都可健脾消积、扶正祛邪，健脾颗粒里有党参，健胃消食口服液里有太子参，健脾颗粒里边有山楂、枳实，消导作用较强，可以两种药交替使用，也可加用小儿健脾贴膏外用。内服和外贴可以同时应用，内服药中相同主治症的药不要同时用。用药时一般需要遵循这样的规律：轻症用最小量，重症用最大量；轻症可以用2次／日，重症可以用3次／日，如果病情加重，需要及时就诊。

问：能否推荐几个家庭必备的儿童中成药？

答：最常用的是治疗感冒的中成药。对于感冒，我临床应用最多的是儿童型抗感颗粒，口感佳，效果好，价格也便宜，这个药适用于感冒初期。感冒夹积时，可选择小儿豉翘清热颗粒，它是天津一个名老中医的经验方，感冒早期及中期都能用，但味苦，可以配合矫味剂，比如猕猴桃颗粒，一起服用。还有家喻户晓的蒲地蓝口服液，适用于风热感冒。如果发热伴有咳嗽可用宣肺止咳颗粒、肺热咳喘颗粒。

问：孩子七岁，经常尿床，是不是需要补肾？怎么调理？

答：尿床有很多原因，我们必须明确诊断后才能治疗。用中药治疗效果比较好的就是原发性遗尿；尿路感染引起的遗尿，伴有尿频、尿急、尿痛的尿路刺激征，需要消炎治疗；先天性脊椎裂引起的遗尿，部分患儿口服中药后有效；排尿肌发育不完善导致的膀胱尿潴留和父母双方或一方有遗尿病史的遗尿患者，可以补肾。但在临床上，不是单纯补肾，根据不同体质，需要不同的辨证，选择合适的方药。

问：颗粒剂、口服液、蜜丸……不同的剂型有什么差别？哪种更适合孩子？

答：婴幼儿当然用口服液更好，它的液体量较少；学龄前儿童，推荐颗粒剂，颗粒剂的生药量比较大，效果更能保证；蜜丸适合年龄较大的儿童服用，年幼者吃蜜丸比较困难。我们为什么要剂型改革？剂型改革，最有意义的就是对学龄前的儿童、婴幼儿，药物的剂型常常会限制用药，但颗粒剂及口服液都可以用于婴幼儿及学龄前儿童。

问：中成药说明书中很多副作用和禁忌证都不明确，家长应该怎么看待这个问题？

答：现在新上市的中成药都要把它的副作用及禁忌证讲得很清楚，而既往的中成药往往对副作用及禁忌证描述较少。现在国家药监部门也在不断地完善，国家药监局通过网络查询以及各个医院报上来的情况，需要把很多中成药的不良反应以及禁忌证进行增补。如果有不良反应，一定要如实上报，禁忌证也要写明确。比如说小儿豉翘颗粒临床用得很广泛，尽管它的疗效很好，但是对于腹泻及脾虚的孩子不能用，因为里面有清热寒凉药。所谓禁忌，也是相对禁忌，我们要根据不同的体质来用。说明书上的这些东西慢慢会逐渐完善，在说明书上没有写的情况下，我建议你们要找医生咨询一下，才能够合理地应用。

问：蚕豆病的宝宝中成药要怎么选？

答：目前没有中成药来治疗蚕豆病。蚕豆病是红细胞酶（葡萄糖 -6- 磷酸脱氢酶）缺陷引起的疾病，不吃蚕豆就不触发，一旦触发马上出现溶血，我们现有的中成药，对治疗蚕豆病和诱发蚕豆病均无相关的报道。平素对于蚕豆病的孩子要注意饮食，多吃富含维生素的食品和优质蛋白质，比如新鲜的蔬菜、水果，鸡鸭鱼肉类，根据孩子不同的年龄来选择。

（人民好医生·儿济健康，网络，2020 年 10 月 11 日）

扫码看讲座

第六章　科普专题

第一节　疫情期间，儿童发热怎么办

主持人：家长朋友们，大家晚上好，我是丁樱儿童健康直播间的主持人，当前新型冠状病毒疫情尚未完全控制，又恰逢冬春交替，是儿童常见病的高发期，发热是儿童常见的临床症状。很多家长看到孩子发热，经常心头一紧，惊慌失措，孩子出现发热症状该怎么办？家里有退热药或者感冒药能不能先用上？出现什么情况需要去医院就诊？孩子发热的原因有哪些？发热会和新冠病毒有关吗？为解决家长们的疑惑以及纠正一些误区，丁樱教授为各位家长直播解答：疫情期间，孩子发热怎么办？接下来由丁樱教授进行讲解。

丁老师：各位家长、小朋友们，你们好，今天晚上我给大家讲解在疫情期间怎么应对儿童发热。作为孩子的家长，一定要正确地认识发热，发热是机体本身抵抗病原微生物的反应，是抵抗外来侵害的一种适应性表现，从另外一个角度讲，也是机体进行保护的生理性防御性反应。发热仅仅是一个症状，而不是一个病。发热的原因很多，体温由机体的产热中枢及散热中枢通过动态的平衡来保持稳定。儿童年龄越小，体温调节中枢发育越是不够完善，体温变化容易波动，一些生理因素可导致体温升高，比如说饮食，对于婴儿来讲，吃东西就是一种运动，加上衣被盖得过厚可以导致体温的升高；大一点的孩子在剧烈运动后也可以导致体温不同程度地升高；成年人在喝热水或者运动以后体温也会稍微有些增高，但增高的幅度较儿童较低，这些都是正常的生理变化，不属于病理状态。因此我们在量体温的时候要求在安静状态下，刚喝热水及吃热饭后再去测量都会对结果产生不同的影响。

发热不一定是坏事，在很多情况下，发热是机体的一种保护性反射，发热既是疾病的一个重要信号，又是机体对各种致病因素的清除过程。例如感染，发热可以增加体内单核细胞、巨噬细胞等免疫细胞的活跃数量和抗体的产生。许多情况下，传染病、儿童接种过疫苗及普通的感染都会出现发热的症状，发热一定程度上表示机体反应能力良好，如果临床上病情很重，精神状态不好，却没有发热的情况，这反而提示病情很重，预后不好。发热既有有利的方面，当然也有不利的方面，高热持续时间过久或者过高热、超高热，会消耗机体的能量，引起机体内部代谢紊乱、组织损伤等，还可导致神经系统的损伤。总之，感染后只要不是过高热，一般的发热从某种程度是机体的保护性反射，是帮助机体产生抗体的一种方式。

我们如何判断孩子的发热呢？就是我们体温升高超出一天，而且一直波动在正常体温的上限。测体温的方式常见的有3种，包括肛温、腋温和口温，在临床以测腋温居多，正常体温波动在 36 ～ 37℃。我们怎么来判断发热程度？低热是指腋温达到 37.5 ～ 38℃，中度发烧是指腋温在 38.1 ～ 39℃，高热是腋温超过 39 ～ 40℃，超高热是腋温在 41℃以上，相当多的孩子最开始是低热，家长不要紧张，如果是高热尤其是超高热一定要警惕，应该及时就医。在临床上遇到怀疑孩子发热，不能光看面色发红或者精神状态不好，触摸感觉体温升高，认为需要使用退热药，这种判断是不可靠的，应该进行体温测量，而且要记录发热的起止时间及热峰。

儿童发热有哪些常见的原因呢？在医学上通常分为生理性发热、感染性发热和非感染性发热这三大类。生理性发热包括环境问题、穿着衣服、头脑运动及喝水太少导致一过性的脱水等都可以导致体温增高。感染性发热包括一般的感染和传染病，一般的感染包括感冒扁桃体炎、小儿肺炎、肠道感染、痢疾等都可能会引起发热。传染病包括流感、小儿手足口病、水痘、流行性腮腺炎、猩红热、麻疹、风疹、幼儿急疹、小儿麻痹症、伤寒等，但水痘、麻疹、风疹这些临床少见的传染病，经过接种疫苗进行预防，一般接种后发病率明显下降，在临床偶尔见到，小儿手足口病还是有流行的情况，大多数还是轻症，这些都可以导致发热。非感染性发热，即非生理性发热，如川崎病、风湿热、特发性关节炎、系统性红斑狼疮等均可引起发热。

在新冠肺炎流行期间，国家高度重视儿童发热问题。小儿发热，我们如何区分是不是感染了新冠肺？现在新冠肺炎流行，发病率较高，大家都非常重视新冠病情，部分家长对孩子发热非常紧张，在目前情况下我认为发热不可能都是新冠肺炎，还有我们刚才讲到的常见疾病引起的发热。在这个阶段，孩子一旦发热，首先要警惕新冠肺炎，新冠肺炎的特征除了发热，还有明显的乏力和咳嗽，关键是发热和咳嗽同时出现。那么普通感冒会出现发热咳嗽，支气管炎也会出现发热咳嗽的症状，这时怎么来鉴别？在早期确实很难鉴别，但是现在可以做核酸检测，另外我们可以观察到，新冠肺炎往往有个特点：呼吸加快，最严重的后果是出现呼吸窘迫、脓毒血症、凝血障碍等。但就新冠肺炎来讲，儿童的整体发病率比成年人要低，症状相对较轻，儿童死亡率也低，所以大家不要恐慌。只要孩子发热，我们首先观察孩子的精神状态，然后看是否有咳嗽、乏力的症状，其中关键是看精神状态的好坏。小孩一般不会装病，生病后如果能正常饮食，精神状态好，虽然有发热，但是咳嗽没有进行性加重，此时大家不要紧张恐慌，去正规的医疗机构就诊。疫情期间看病，大家可能会有恐慌心理，这样的情况下，就要关注家长的接触史、周围邻居是否得过新冠肺炎。如果有，那就要高度重视；如果没有，也可能是普通感冒、肺炎、支气管炎、扁桃体炎等这种比较常见的疾病。如果嗓子特别疼，可能是急性扁桃体炎，临床上急性扁桃体炎发热的非常多，这个时候都不要紧张。

我们家长如何应急处理单纯性发热的孩子？所谓单纯性发热，就是除了发热，没有其他症状，它的处理方式就是物理降温，让孩子少穿衣服，补充充足的水分，有利于体温恢复正常。运用退热药需要有指征，对于病理性发热才可运用退热药。我们在临床上往往有这样一个倾向：家长一看孩子发烧37℃多就很紧张和焦虑，立即使用退热药，这种做法是不可取的，当我们感染各种细菌和病毒后，机体有一个适应性的反应，在这种反应的过程中，可能就会出现发热，发热本身是对机体的一种保护，是机体产生足量抗体非常好的机会，有的时候只有通过这种发热才能产生抗体。我经常和家长、学生们说："没有打过仗的部队是没有战斗力的。"部分孩子从小时候就很健康，无发热病史，结果突然生病反而很棘手。这是什么原因呢？很可能就是因为接触的感染源少，没有产生相应的抗体，结果一旦碰到特殊的病原体，体内几乎就没有抗体，反而病情较重。

感染同类病毒，如新冠肺炎病毒、流感病毒，有些人的症状很轻，有些人的症状较重。每年感染流感的病人达几十万例，感染新冠肺炎需高度重视，但也不用那么害怕，它也是一种感染，我们要注意防控，及早发现，早期治疗，多数可以痊愈。

如何把握退热药的使用时间？根据孩子的精神、食欲及全身的情况进行综合考虑，如果孩子各方面状态很好，体温38℃，没有再继续升高，这时不一定非要用退热药，如果孩子体温在迅速地上升，这时则需要使用退热药。我们要注意，面对发热的孩子，退热仅仅是个对症治疗的方法，不能从根本祛除病因，我们要找到引起发热的原因，可根据体温和精神状态来选择退热药的使用，使用退热药可能影响血常规的检查结果，倘若当地医疗条件可以，体温低于38.5℃，精神可以，在检测血常规前可不着急退热。退热的过程中，家长注意孩子的体温变化情况。口服退热药后，体温很快降至正常，就不用着急，如果体温不降反升，此时要高度重视，需及时就诊，找出发热的原因。

疫情期间家长在家里怎么护理发热患儿？发热的孩子需要多休息，但不是绝对卧床休息，不能活动，如果孩子精神可以，那就不用卧床休息，如果精神不好，乏力，此时孩子要卧床休息。在发热期间，如果婴幼儿处于添加辅食或要换奶的阶段，要暂停新食品的添加，吃清淡和易消化的食物，以素食为主，配合一些新鲜的水果、蔬菜，不适合肉类及高蛋白类制品。中医有个说法：发热的孩子，热退后吃肉容易发热反复。发热期间胃肠道较弱，未恢复正常的功能，食用肉类容易增加肠道负担，不利于疾病的恢复。发热期间，要注意孩子对水的摄入，多喝水能够帮助孩子补充丢失的水分，带走部分热量和加快毒素排出，有利于病情的恢复。通便也是一个不错的选择，我们要根据孩子的大便情况，如果大便偏稀，就没有必要去通便，如果平常大便偏干，尤其是几天内没有大便的孩子，此时一定要注意通便。大便在体内储存，其内有很多食物的残渣、毒素，通便有利于毒素的排出和体温的下降。如果患儿大便特别干，难排，可以用开塞露，平时多吃富含膳食纤维的水果和蔬菜，中药也是助排便的一个很好的措施。

通过长期的临床以及治疗新冠肺炎的经验，我们可以感觉到在治疗外感发热疾病，尤其感染性传染病中，中医发挥着非常重要的作用，国家也开始重视中药在病毒感染疾病中的作用。在孩子发热期间，尤其是早期，根据不同的个体尽早应用不同的中成药。不管是一般感冒还是流感，二者中医的证型类似，分为风寒、风热、风热夹痰、风热夹滞、风热夹惊证等。风寒感冒，往往表现为怕冷，想喝热水，浑身疼痛，此时我们就要辛温解表。可选择小儿柴桂退热颗粒、风寒感冒颗粒，在医院可以运用处方药，还有很多治疗风寒较重的经验方，尽早服用中药，汗出则愈。但是在这个阶段如果没有及时治疗，往往容易从寒化热，很快就成为风热证，由于小孩的体质特点，临床上风热证更多见。风热证时，孩子易出现发热、口渴、喜冷饮、舌红、嗓子红等症状。此时需辛凉解表，用什么呢？临床上有许多这样的药，如小儿抗感颗粒、连花清瘟颗粒等。另外还有风热夹痰，什么叫风热夹痰？临床表现为发热同时伴咳嗽有痰。风热夹痰需要用辛凉解表、止咳化痰的药，如清宣止咳颗粒、肺热咳喘颗粒等。风热夹滞，就是既有感冒又有积滞，在这种情况下我们用什么药呢？如小儿豉翘清热颗粒、小儿热速清口服液，其中小儿豉翘清热颗粒由银翘散化裁而来，既有清热辛凉解表的作用，又能通便。临床上这样的方也很多，我不再一一列举。风热夹惊，我们所说的风热夹惊是什么意思？就是在发热的同时，有哭闹、烦躁的症状，在这种情况下中医的治疗方法就是辛凉解表兼镇静安神。在什么情况下需要尽快送医院治疗？如果发热，一般状况较好的，可以在家观察，但是体温持续大于39℃的情况下，或者精神状态不好，此时需要及时就诊。

肺部感染，包括新冠肺炎，一旦得肺炎，为什么很多人出现胸闷呢？实际上这是呼吸困难。呼吸困难在早期的表现是什么呢？呼吸频率加快，若看到孩子呼吸频率加快，呼吸深度有改变，锁骨、颈部、胸骨上窝肋间隙呼吸时有凹陷，出现三凹征，在医学上是呼吸衰竭的表现，表明病情较重，此时须立即去医院就诊。当体温超过39℃，发热时间大于2日，并且精神状态欠佳，符合这三条者要到医院就诊。孩子发热的过程中，要注意警惕热性惊厥的发生，有些孩子并不是高热，低热时可能出现惊厥抽搐、意识丧失。抽搐的早期症状，是表情淡漠，双眼上翻，无应答，在孩子刚开始抽搐时，一定要尽快采取应急措施。在去医院就诊过程中要侧卧位，以保持孩子的呼吸道通畅。孩子在抽搐的情况下，喉头会痉挛，或呕吐，一旦呕吐或者呼吸道的分泌物呛到气管里会导致窒息，同时在抽搐情况下有牙关紧闭的情况，可以插入纱布包裹的压舌板防止舌头咬伤。如果此时需要吸氧，但在家里应该没有这个条件，可先用解热镇痛药进行退热处理。在家自己处理发热时，不能随便使用激素，虽然使用激素后热退，若是感染性发热，使用激素不但加重感染的进展，还会降低机体的免疫力，临床一定要注意。

主持人：感谢丁教授的讲解，看到很多家长提出关于肾病的问题，理解大家因为疫情不能及时就诊的心情，我们这一次先解答小儿发热相关的问题。接下来我们会挑选一些问题由丁教授解答。刚才有家长问小孩食积吃什么药好？

丁老师：关于食积，可以使用中成药，年长的儿童可以吃保和丸、小儿消积散、健胃消食口服液等。当然消食药也有很多不同，有些单纯消食导滞，有些是在消食基础上还有健脾胃的作用。

主持人：刚才有个家长问小孩过敏性紫癜、紫癜性肾炎是不是免疫性疾病，是不是更容易得新冠肺炎？

丁老师：我觉得这个问题问得非常好，过敏性紫癜是个免疫性疾病，但它未必是免疫低下，多数情况是免疫紊乱，尤其在早期，表现为免疫亢奋。免疫性疾病在没有使用激素期间，无更容易感染新冠肺炎的相关报道，而本身有基础疾病的孩子，尤其是使用激素的孩子，免疫力低下，此时更容易感染，更需要防护。我们经常也叮嘱家长，肾病综合征、紫癜性肾炎以及狼疮性肾炎等免疫性疾病的孩子在口服激素及免疫抑制剂期间要注意防护，避免感染，尤其在新冠病毒流行期间。

主持人：再次感谢丁教授的辛苦解答，感谢各位家长的收听，今天的直播到这里就结束了，欢迎大家关注丁樱儿童健康公众号，获取更多儿童健康知识，也可以再添加第一小助手的微信，进入丁樱儿童健康交流群，关于紫癜肾病的病情，大家可以在群内进行咨询。

（丁樱儿童健康微信公众号，网络，2020年2月24日）

扫码看讲座

第二节　新冠肺炎疫情扫尾期如何面对小儿发热

主持人：春季是儿童呼吸道疾病的一个高发期。作为家长，在这一时期照顾好孩子尤为重要。今天我们有幸邀请到了河南中医药大学第一附属医院、河南省中西医结合儿童医院的丁樱教授。丁樱教授是国家名中医、全国教学名师、河南中医药大学第一附属医院儿科终身教授、终身名誉主任、儿科学科带头人，也是河南中医药大学儿科研究所的所长、中国民族医药学会儿科分会会长。今天晚上丁樱教授将就新冠肺炎疫情扫尾期如何面对小儿发热问题给大家进行讲解。

丁老师：感谢主持人对我的介绍，也非常高兴能有这个机会在直播平台就如何面对小儿发热这样一个话题与宝妈宝爸们进行交流，今天我为什么要讲这个话题呢？因为虽然新冠肺炎疫情已经进入了扫尾期，但这并不意味着孩子就不会再生病，每个孩子都有可能会发热，这是孩子一生中必然要经历的坎儿，家长们始终面临着如何处理小儿发热这个问题。现在幼儿园、小学、初中、高中都没有开学，孩子在家里可能会出现各种各样的问题，家长们非常担心和焦虑。面对这个现状，我来给大家简单地讲一下如何处理孩子的发热。

首先，我们要正确地认识发热。发热是机体抵抗病原侵袭的反应，它不一定是非常可怕的事，只是一种保护性的防御反应，很多疾病都会导致发热，仅仅是个症状，不是一个独立的疾病。它有不利的方面，也有有利的方面。先说有利的方面，发热是一个有力的信号，能够让我们及时发现疾病，且发热对诊断疾病、评价疗效、评估预后有重要参考价值。发热也是人体正常的一种防御反应，能调动机体内免疫系统、免疫细胞，比如说单核／巨噬细胞的触动来促进淋巴细胞的转化，促进抗体的形成，增加机体免疫力。因此孩子在发热的过程中，不但能够促进抗体的形成，还能够增强肝脏的解毒功能，家长不要看见发热就非常害怕。当然发热也有不利的方面，如体温过高或病程过久，会导致机体代谢紊乱、组织或器官功能障碍与损伤、能量消耗过多等，尤其是中枢神经系统的损伤。有些有抽搐惊厥史的孩子，我们一定要特别注意。

那么，如何判断孩子的发热呢？孩子皮肤烫不烫，只能作为初步的判断，不能判断发热的轻重，需测量体温，根据体温的高低来判断发热的轻重。体温测量有很多种方法，有腋测法、肛测法及口测法，我们现在一般使用体表和腋下测温度的方法。若我们在家中发现孩子发热，一定要注意测量体温，不要觉得皮肤热就是发热，有些孩子一过性体温为37.2℃或37.3℃，我们此时认为他不一定是发热。在医学上以腋温≥37.5℃或肛温≥38℃定义为发热。在临床上发热的分度是有一定的规则的，37.5～38℃是低热，38.1～39℃是中度发热，39.1～40℃是高热，体温超过41℃则称之为超高热。我们在家中及临床上除了要注意孩子体温的分度以外，一定还要重点关注伴随发热的其他症状，比如说精神状态、饮食、大便、既往孩子有没有抽搐惊厥病史等。

根据发热的长短，发热可分为短期发热、长期发热、慢性发热，还有不明原因发热。那什么叫短期发热呢？我们说热程＜2周，并且多伴有局部的症状。长期发热的概念是什么呢？只要病程≥2周，就算是长期发热，并不是说要烧几个月才算是长期发热，临床上我们要视情况而定，如果孩子是间断发热，那就是另外一回事了。慢性发热是指持续发热，病程大于等于一个月，这种持续高热的情况不多，大部分都是处于低热的状态。还有一种不明原因的发热，要求病程超过2周，体温＞37.5℃，而且是经过病史询问、体格检查、常规实验检查仍然不能诊断的，才叫作不明原因发热。不明原因发热不可以随便下结论，在临床上没有确定诊断之前，如果发热是在2周以内，我们可以诊断为发热原因待查，若系统检查后，仍然没有找出发热的原因，才能称之为不明原因发热。

对小儿发热病情如何分析呢？哪些情况是低风险、中风险、高风险？我们要注意哪些情况？发热时，我们不仅要观察体温，更重要的是要观察孩子的精神状态。①低风险：如果孩子反应很快，体温在38℃以下，精神状态很好，意识很清楚，小婴儿的哭声响亮，吃奶没有太大的改变，能吃也能玩，这个情况就没有太大的问题，可以先在家中观察，不用立即去医院挂急诊。②中等风险：孩子反应慢，活动量减少，平常能跑能跳，这时候不喜活动，睡眠增多，而且出现寒战、喂养困难等症状，若体温大于39℃，此时不要在家中自己处理，应尽快去医院就诊。③高等风险：这个时候孩子往往反应很差，处于嗜睡的状态，清醒的时间较短，烦躁，哭闹，哭声很细，出现脖子硬、抽搐等情况，这个时候，不论体温多少度，应立即去医院就诊。

发热的大致处理流程，发热体温一般以38℃为界限，小于38℃，一般是进行物理降温，多喝热水，温水擦头部、腋窝、颈部、腹部等有大血管处的部位。现一般不再推荐使用酒精擦洗，酒精会对孩子皮肤产生刺激，会使皮肤先收缩之后扩张，不利于体温的监测，另外用热水泡脚，足浴也是散热的好办法。若精神状态不太好，尤其是孩子或家族中有过抽搐病史，无论体温是否超过38.5℃，应该立即退热，不能使体温继续上升，并及时到附近的医院就诊。如果孩子出现抽搐，不要让孩子平躺，让孩子处于半卧或侧卧位，最好采用侧卧位，因为抽搐时容易呕吐，平躺呕吐物容易阻塞呼吸道，若异物呛到气管中，易导致窒息。

退热药的使用原则，不能见发热就退热。有时候，发热未必是坏事，体温38℃左右，恰恰是抗体产生的最好的条件。在新冠疫情流行期间，轻症病人在发热的过程中恰恰产生了抗体，机体感染新型冠状肺炎病毒的过程中也产生抗体，这种抗体可以抵御这种病毒，这就是为何要用得过新冠肺炎病毒患者的血清来治疗重症新冠肺炎病人的原因。我不建议低热就给孩子吃退热药，需要结合孩子的精神、食欲和整体情况，千万不要单纯地为了退热而给孩子吃退热药。有惊厥病史和家族史的孩子如果有发热的迹象，要赶快到医院。目前在售的退热药有两大类，一个是布洛芬，一个是对乙酰氨基酚，其中布洛芬的优点是作用时间长，但是这个不太适合半岁以下小婴儿。布洛芬的临床制剂，布洛芬混悬液（美林）可能是最常用的，最小年龄为6个月，小于6个月的孩子，一般不主张使用。若年龄大于2个月小于6个月的孩子，我们用什么退热药呢？对乙酰氨基酚（泰诺林）。对乙酰氨基酚半衰期1~4小时，作用持续时间4~6小时；布洛芬半衰期1.8~2小时，作用持续时间6~8小时，二者一天用药均不能超过4次，二者服用后多在0.5~1小时体温开始下降，若仍高热不退，不宜短时期内重复应用，一般间隔4小时以上。相对而言，单次剂量的布洛芬退热作用相对较强，降温维持时间相对较长，但服对乙酰氨基酚后体温下降的速度在口服后半小时比布洛芬更明显。

小儿发热怎么选用中成药？现在中医药在全世界逐步得到认可，这次新型冠状病毒肺炎，国家强调让中医进入疫情的战场，这也体现了中医对发热性疾病、传染病的作用。中医治疗传染病有上千年的历史，在抗生素问世之前，中华民族繁衍到今天与中医药密不可分。历史上的大小疫情很多，只要有空气的存在，很难完全把病毒完全消灭掉，但是我们可以抵御、预防它，接种疫苗和隔离很有用，中成药治疗一些病毒感染类疾病也是很有效果的。

临床上哪些疾病适合用中成药呢？最常见的就是呼吸道疾病，比如感冒，感冒90%以上都是病毒感染，中医治疗病毒性感冒具有非常悠久的历史和很好的疗效。在这次新型冠状病毒肺炎疫情下，一些特别有效的中药方剂都含有抗病毒的成分。在临床上，最常见的疾病还是感冒、咳嗽，小孩儿感冒容易伴发咳嗽，在临床上单纯咳嗽是一个症状，可能是多种多样的原因引起的。无论是急性咳嗽、慢性咳嗽、感冒咳嗽，还是支气管炎、肺炎、哮喘引起的咳嗽，中医治疗原则都是非常接近的。从家长的角度来讲，一般的感冒发热，可以选择中药或者是中成药治疗，中成药相对安全，效果还是非常不错，家中可以常备。

消化障碍，在临床上来讲就是孩子有积食、厌食、便秘、腹泻等症状，治疗消化障碍中医效果比较显著，但是中医中药也不能随便乱用，中医讲阴阳表里，虚实寒热。这里我只讲寒热。什么是寒？现在很多年轻的父母对这方面的经验不够，如果孩子出现流清水样的鼻涕、吐痰清稀、嗓子不红、舌质淡红、体温不高、明显怕冷、想让妈妈抱着、想多穿衣服等表现，这就是中医通常说的寒证。什么是热呢？流黄浓鼻涕、吐黄黏痰、嗓子又红又肿、舌质红、喜喝凉水，这就是中医所说的热证。在临床上，我们要知道，在感冒受寒的初期，如果孩子低热，精神状态很好，可以暂时不吃药，多喝热水，清淡饮食，结合小儿推拿治疗。若家长比较担心孩子，非吃药不可，那么此时吃什么药呢？在临床上感冒分为风寒感冒、风热感冒，还有夹痰、夹滞、夹惊等兼夹症。夹痰是孩子在感冒时有咳嗽的症状；夹滞是在有积食的基础上出现发热，可能是风寒夹滞，也可能是风热夹滞，临床上风热夹滞证多一些；夹惊，就是感冒时出现抽搐、烦躁、惊惕不安的症状。

在临床上，早期风寒感冒较常见，使用风寒感冒颗粒较合适。小儿是纯阳之体，风寒感冒持续时间很短，几个小时后很快会化热，这就是为什么在临床上选用风热的药物较多，临床上百分之八十的感冒都是风热感冒，此时小儿感冒颗粒、柴桂退热颗粒都可以选用。有些早期是风寒感冒，很快转化成风热感冒，在这种情况下，可以选用小儿解感颗粒，疗效非常好。我只是列举临床上应用较多的药物，市场上还有很多同类的中成药，如抗感颗粒等；如果发热比较重，嗓子比较疼，可以根据家长的用药习惯和附近药店所销售的品种来进行选择，用金莲清热泡腾片、蒲地蓝口服液、小儿清咽解热口服液等。感冒夹痰，就是在感冒的时候有明显的咳嗽症状，可以选择小儿宣肺止咳颗粒、肺热咳喘颗粒；风热夹滞，就是孩子在感冒时有不消化的症状，表现为大便干、臭，我们可以选择小儿豉翘清热颗粒、小儿柴黄颗粒等。如果大便不干，以咳嗽为主，那么选择小儿宣肺止咳颗粒比较合适；如果孩子感冒的时候烦躁不安比较明显，可以选择羚珠散、小儿镇惊散等。

孩子反复感冒怎么办？反复感冒有很多的备用药，如玉屏风散、龙牡壮骨颗粒，其中龙牡壮骨颗粒，是由四君子汤、玉屏风散、龙牡汤合方化裁而来，既能和胃健脾，又能强筋壮骨，在临床上往往用于小儿易出汗，夜里易惊，或者是食欲不好、消化不良等症状，是治疗小孩早期佝偻病非常好的选择。经常有些老病号儿来问我，孩子夜里喜欢出汗，我一看这孩子头上掉了一圈头发，此时中医就用龙牡壮骨颗粒，这个效果非常好，服药后能很快地控制孩子多汗的症状，这也是用了几十年的一个老药，是经过市场考验的。

现在到了新冠肺炎的收尾期，最近我看报道国内新增病例为零，发病的都是境外输入病例，从境外回国后也会引起传染，我们还是要注意。新型冠状病毒肺炎的症状是发热、乏力、咳嗽等，在疫情阶段，若孩子发热，还是尽量到门诊排除一下新冠肺炎的可能。日常生活中家长可以带孩子到公园、开阔地方去享受大自然，最好不要带孩子去逛商场，因为商场是一个密闭的环境，人特别密集且通风不好。尤其是到了各种病毒高发的春冬季节，孩子外出一定要特别注意，一定要戴口罩，不要近距离接触别人，养成勤通风、勤消毒、勤洗手的习惯。

发热小儿饮食护理建议：简单地讲，饮食要均衡，粗细荤素一定要搭配好。在发热期间，我们一般主张清淡饮食，以素食为主，吃容易消化的食物，避免吃刺激性的、重口味的、肉荤的、油腻的食品，否则会加重病情。若孩子食欲不好，可以按照少食多餐的原则，多喝开水、新鲜的果汁蔬菜汁，吃一些流质或半流质食物。在发热期间，小儿的大便，家长一定要时刻关注。以前腹泻的小孩比较多，现在家里的卫生条件改善，饮食习惯各方面也都发生变化，我年轻做医生的时候，腹泻病人很多，现在临床上腹泻病人大大减少，反而便秘的孩子比较多。高蛋白饮食多，粗纤维饮食少，就容易导致便秘。有些孩子往往大便偏干，就容易发烧，此时一定要注意通便，加快身体的新陈代谢，让孩子保持大便通畅。

春天容易发生很多传染病，如手足口病、水痘、风疹、麻疹等，虽然现在很多孩子都打麻疹疫苗，但是也会时有麻疹发生，我今天讲的这些对流感也都有用，当然，在临床上遇到发热的小孩，家长一定要首先学会做判断，西药退热药可以用，但是不能滥用，抗生素更不能滥用，这时可以先选择中成药，中成药选择得当，疗效是比较满意的。

主持人：今天晚上丁教授对小儿发热进行了详细的一个讲解，也让我学到了很多，让我们作为家长了解到该如何来护理和应对小孩儿发热，我们家长应该怎样备用一些中成药，还有小孩如果反复地感冒，是不是可以服用龙牡壮骨颗粒来改善脾胃、体质虚弱等问题，那么接下来呢，是互动的时间，我们的交流区可能有许多问题，我们会挑一些问题来回答一下。

第一个问题：有患者说：我家孩子今年5岁，可能体质比较弱，容易发热感冒，医生有什么建议吗？

丁老师：体质弱的孩子，经常发热感冒，要结合具体的情况来进行判断，孩子经常反复感染，因为儿童本身发育不健全，有些可能是自身的免疫低下，有些是生病就吃抗生素，人为造成的反复感染。还要看孩子大便习惯，是偏干还是偏稀，若大便干，平常吃纤维素少，老是爱吃肉，爱吃肥腻的东西，这种孩子也容易感冒。总体来讲，反复呼吸道感染是有诊断标准的，反复呼吸道感染可预防和治疗，预防和治疗方法有很多种，若大便正常，可以吃龙牡壮骨颗粒、玉屏风散；如果是大便偏干，通常要饮食调理，多吃点纤维素，多吃点百香果、火龙果、香蕉等通便的食物、水果，但是要具体情况具体对待，不能一概而论。从中医的角度出发，感冒有气虚的，还有阳虚的、阴虚的，证型不一样，治疗法则也不一样，需辨证论治。

第二个问题：我家小孩发热，体温最高 38.6℃，咳嗽、大便干，怎么处理？

丁老师：如果精神、饮食尚可，咳嗽，大便干，那就用小儿豉翘清热颗粒，它有解表、清热、通便的作用；如果孩子咳嗽比较明显，可以用柴黄颗粒，它的止咳嗽效果好，这两种药在药店都能买得到，若服用效果不佳，则去医院就诊。

第三个问题：孩子 6 岁，这两天经常说眼睛疼，鼻子干，体温有点高，也睡不好觉，请问医生，这属于外感发热吗？

丁老师：眼睛疼，要看眼睑有没有充血，就是有没有发红的情况；睡不好，体温有点儿高，这说得不太准确，一定要测量体温，看体温是多少，如果体温 37℃，就吃点清热解毒的药。睡眠不好和活动少、吃得较多有关，或者是吃了高蛋白、高油腻的东西。中医有句话：胃不和则卧不安。往往消化系统出现障碍的时候就会出现睡眠不好这样的情况，或者是孩子内里有热，这时我们要高度警惕，孩子也可能会发烧。

第四个问题：春天是孩子生长的黄金期，老师有什么建议啊？

丁老师：中医有春生夏长，秋收冬藏的说法。春天是个生发季节，万物复苏，这个季节确实是有利于孩子生长发育。我们反复强调，让孩子多锻炼，现在因为疫情的需要，没有办法出去，只好让孩子在家待着，但是我认为孩子在家中也可以锻炼，在室内可以跳蹦运动。当疫情过去以后我们可以让孩子到田野、公园、湖边，到大自然当中多活动，不要带孩子去商场等人多密集的地方。同时，孩子要多吃蔬菜、水果，在北方，春雨贵如油，天气比较干燥，此时可以让孩子多吃些水果、蔬菜。

第五个问题：有个男孩 11 岁，经常反复发热，每次发热持续时间总在 3 天以上，不流鼻涕，不咳嗽，只有发热，嗓子红肿，精神尚可，有时候还特别亢奋，话特别多，应该注意什么？

丁老师：这种孩子，就是我们中医所提到的阳亢之体。这种孩子每次发烧，嗓子红肿，要区分是急性咽峡炎、化脓性扁桃体炎，还是急性扁桃体炎，同样是反复呼吸道感染，症状却不同。按照我的经验，这种孩子大便干的比较多。如果大便是正常的，嗓子发红，那就注意多吃点苦瓜，多吃点绿色的青菜；另一方面，少吃油腻、高蛋白饮食。

第六个问题：我家小孩，发热3天，体温最高39.6℃，咳嗽，大便干结，请问医生应该吃什么药？

丁老师：柴黄颗粒、小儿豉翘清热颗粒都可以，如果是幼儿、学龄前儿童，我建议吃小儿豉翘清热颗粒，剂量稍大一些。但是如果说孩子年龄较大，可以用柴黄颗粒、金莲清热泡腾片。若3天体温一直达到39.6℃，我的建议是找医生就诊，不要在家中耽误。另外，找医生看病或咨询一定要说年龄，否则我很难给你出准确的方案。

第七个问题：小孩子吃饭不好，只吃白米饭，不爱吃菜，这种情况怎么调理，有什么好办法？

丁老师：那你就想办法，把白米饭可以做成菜饭，如果孩子长期不吃菜，那就多吃水果，如果水果又不爱吃，一定要吃点多种维生素、微量元素，因为这样的孩子很可能有维生素和微量元素缺乏，往往形成一个恶性循环。

第八个问题：孩子咳嗽了，吃点药就不吃饭了，是什么情况？应该用什么药较好？

丁老师：要把吃药和吃饭的时间拉开，不能刚吃了药马上就让孩子吃饭。我们一般是在饭前半个小时吃药，甚至在两顿饭之间吃药，如果有条件、时间，饭前服药最好。现在孩子还没上幼儿园，那就分开一个小时吃药，不要等到要吃饭时才吃药。

第九个问题：孩子长期便秘，不吃双歧杆菌就不大便或者大便干，特别痛苦怎么办？

丁老师：这个问题，还是刚才讲过的，尽量用食疗的方法，这个时候我认为多吃纤维素，对包括老年人、成年人的肠道功能都有好处。孩子保持大便正常状态，对他的消化环境的稳定很重要，通便的水果有南方的火龙果，热带水果百香果，百香果通便蛮理想，它含有大量的维生素，既能补充维生素又能够通便。如果这样还不行，也可以到医院找医生调理，每天晚上吃些中药，把孩子大便调整过来，要具体情况具体分析，我们最好要保持孩子正常的一个排便习惯。

（中国儿童健康成长计划儿童健康公益讲堂，网络，2020 年 3 月 23 日）

扫码看讲座

第三节 正确认识儿童体质特点，利用中药进行安全用药

各位观众、各位家长、各位同道及电视机前药店的从业人员，大家晚上好！今天我非常高兴能够和大家一起讨论儿童安全用药的问题，儿童安全用药一直是我们需要重视的问题。我今天将从我国儿童用药的现状、儿童生理特点及用药特点、儿童安全用药的产业问题及药师在儿科安全用药中的指导地位等四个方面进行讨论。

首先我们说一下我国儿童用药的现状，儿童和成年人用药相比，它的药品种类、规格、剂型较少，在以往的几十年当中，儿童用药基本上是成人化。临床儿科最主要的剂型是颗粒剂，然后是口服液和片剂，尽管以颗粒剂为主，但是还是有许多药物没有儿童的专用剂型，这是我们临床所存在的问题，近些年来这个问题已经有了大大的改进，儿科用药的剂型也在不断地增加。另一个是儿童用药量不精准的问题，有些西药准确的用法是按儿童的千克体重使用，但是有些药在研制开发的时候适用人群没有儿童，因此说明书中也没有儿童的使用剂量，这种情况下我们用药往往就有一定的困难，用药的时候就不那么精准。还有就是儿童用药缺乏临床试验，很多药物早期在临床开发阶段并没有把儿童作为研究对象，所以现在有些药品的说明书中有关儿童用药安全性和有效性的资料很有限。

为什么儿童用药不良反应相对较多呢？在我国儿童用药数据的报道中，儿童的不良反应率达到12%，是成年人的两倍，而新生儿的不良反应率更高，是成年人的四倍，这和儿童组织器官及生理功能尚未发育成熟，体内酶系统亦不健全，对药物的反应比较敏感的生理特点有关。儿童用药存在着重复用药的现象，就是孩子同时患上几种疾病，在不同的科室就诊，可能不同的医生开的是同一类的药品；有些医生对儿童治疗的经验不足，不是儿科专科医生，用药有的时候也会出现重复的现象。此外还要注意儿童的禁忌用药，如吗啡、喹诺酮类等，这些药儿童是绝对禁用的，家长应该重视，我们一定要注意阅读说明书。作为医生来讲，我们还是需要甄别，因为有些药在研制的过程当中，没有针对儿童研制的经

验，有些药物说明书中只说慎用禁用，但是随着临床应用时间的延长，很多药物也逐渐用于临床，例如抗生素早期没有适用于儿科，但是最后临床都可以运用，这个就需要很长时间临床的摸索，并不等于有些药品完全禁用。

我们儿科用药要按照儿童生理解剖特点分期，用药的时候要注意以下几个阶段。新生儿期是指小儿出生28天以内，即满月以内这一时期。婴儿期就是满月到一岁期间，幼儿期就是1~3岁，学龄前期是3~6岁，学龄期女孩是7~12岁，男孩是7~13岁，女孩12岁以后，男孩13岁以后进入青春期，此时他们的第二性征开始发育。不同的分期，儿童的生理特点是不同的。整个儿童期包括了从幼儿一直到学龄期各个阶段，我们统称为儿童，这个阶段是属于快速生长发育的阶段，新陈代谢旺盛，所以儿童对一般的药物排泄相对比较快。另外儿童对药物的敏感度高于成年人，儿童起病急，病情变化快，在用药的时候，要注意孩子水、电解质平衡紊乱的问题，成年人呕吐两次问题不大，小孩呕吐两次、泄泻两次，可能很快就会出现水、电解质的紊乱，这也是儿科疾病的一个特点，所以孩子用药的间隔时间要短，要分次服。婴幼儿胃酸低，消化功能到3岁左右才能达到成年人的水平，故在3岁以内，很多食物不容易消化，此时应吃软食，吃容易消化的东西。婴幼儿胃蠕动较差，胃排空时间延长，6~8个月才能接近成年人的水平。而孩子的皮肤角化层薄，对外用的药品吸收比较快，所以在临床上小孩多适用于中医药外治，西医也有些药是通过皮肤表面用药达到治疗的目标，尤其当皮肤炎症、过敏的时候局部吸收更多。我们在儿科用药，包括局部用药时，要小心肝脏代谢问题，新生儿的肝功能只有成年人的20%~40%，肾功能大概只有成年人的30%，小孩1岁左右才达到正常成年人肝肾功能的水平，所以我们一定要注意孩子此时的肝肾功能。

我们儿科用药要注意哪些呢？儿科用药的频率与成人不同，儿童的代谢快，有些药物一定要分次服用，成人一天可能吃两次的药小孩可以分为3~4次服用，这也需根据儿童用药的依从性，有些孩子吃药困难，一次喂得太多吐了，此时可以少量频服。另外，孩子对药物的反应性也有别于成年人，孩子代谢快，反应很灵敏，肝脏的解毒功能差，这些导致儿童用药一定要比成人更谨慎。

接下来，我们来说胎儿用药的特点，胎儿不能成为直接的用药者，很多药是通过胎盘和母体的屏障而达到治疗的目标，药物自身的性质、胎儿生理代谢功能不健全等很多的因素可以导致胎儿中毒，或者致畸。孕妇因为妊娠呕吐的反应停用后发现可以导致很多新生儿的畸形，所以反应停在孕妇期间不可以再服用。还有很多药物，我们不一定知道，使用时一定要谨慎。在胎儿期间，要特别注意母亲是不是长期或者经常用一些特殊的药物。新生儿期、婴幼儿期是生理和代谢指数变化非常快的阶段。我们说人生有两个迅速发育阶段，第一个阶段就是婴儿期，第二个是青春期，在这个阶段，小孩体格生长发育特别快，各个脏腑功能没有完善，常常有很多的病理现象，此时用药时需注意以下几个问题。第一，感染时注意化痰。感染的时候黏膜肿胀，渗出物较多而表现为痰多，呼吸道较狭窄，这个时候会因为痰液堵住气道，导致孩子呼吸障碍，呼吸不畅，在治疗呼吸道感染时，要注意祛痰，以保持呼吸道通畅。另外在选用止咳药的时候，成年人剧烈咳嗽，往往可以用一些中枢性止咳药，像吗啡类的，但是儿科绝对不可以使用，因为这样会导致气道阻塞，喘憋加重，这是禁忌。第二，婴幼儿腹泻不适合过早应用止泻药。如果是肠道的炎症感染，一定要搞清原因，不能见泻止泻，过早应用止泻药，可能导致对肠道毒素的吸收增加，甚至导致全身中毒症状的加重。有的时候按中医理论要因势利导，甚至以通为用，但对婴幼儿而言，止泻、导泻都要非常慎重。在便秘的时候要以调整饮食为主，多吃些水果、蔬菜，比如说维生素、蜂蜜等，无论是缓泻药还是峻泻药，都不能轻易使用，否则会导致腹泻，影响孩子的健康。刚才讲了吗啡、哌替啶等这些麻醉类药物，会引起婴幼儿呼吸抑制中毒，千万要小心。婴幼儿用药是在我们临床最慎重的，作为家长，在给小婴儿、新生儿用药时一定要阅读说明书，必要时咨询医生。

学龄前期及学龄期的儿童用药有哪些特点呢？随着年龄的增长，孩子这个阶段也在不断地发育，第二性征开始出现，标志着进入了青春发育期。在青春发育期的早期，对神经骨骼发育、内分泌有影响的药物使用一定要注意。例如长期服用中枢神经抑制剂可造成中枢神经智力的损害，使用镇静剂、抑制剂时，用量和用法一定要慎重，长期用类固醇药物，如皮质激素的孩子，在这个阶段容易导致骨质疏松、股骨头坏死等，也会影响儿童的生长发育。在不同的阶段，对性腺影响的药物，如在临床上的一些免疫抑制剂，在使用时一定要注意年龄，在儿童期性腺没有发育时可以用，在青春期早期，是很慎重的，发育成熟时反而没关系，这需要临床医生来具体把握。

第三个大问题，就是儿童用药的常见问题。首先是在临床最普遍的：滥用抗生素及抗菌药物。现在有些孩子只要发热、咳嗽就用消炎药，这是不对的，因为发热在临床至今为止仍然以上呼吸道感染为主，我们老百姓所说的感冒大部分还是病毒感染，所以一生病没有必要就用抗生素，若真需要用，应该在医生的指导下使用。另一个是滥用解热镇痛药，见热就退，这是不可以的。38℃左右的发热，孩子一般精神状态挺好，能吃能玩，无咳嗽、呕吐等其他伴随症状，没有必要立即就吃退热药，有时候适当的发热反而促进机体产生抗体，也不是坏事。还有一个就是滥用营养品和保健品，在社会上这个问题也很普遍，现在孩子很娇养，很多家长会给孩子买各种营养品、保健药，买保健药要小心。小孩迅速生长发育，中医称之为纯阳之体，保健药往往都是所谓的补药，孩子这时候用补药用不好就出问题，如性早熟等都是因为滥用补药导致的，儿童不主张随便用保健药。还有一个问题是中成药的不合理使用，热病应该用寒药，寒病应该用热药，有些家长由于对中药的不理解，往往会用错；另外就是许多家长盲目地相信新药、贵药、进口药，不是所有的新药、贵药和进口药都是最好用的，我们要仔细地辨别，在有经验的医生指导下来合理选择。

再来说滥用抗生素问题，原因是对抗生素的不了解，例如喹诺酮类，如诺氟沙星、环丙沙星等这一类药物，长期使用往往会影响未发育成熟的软骨组织，影响儿童的生长发育，导致骨骼发育障碍，所以一般情况下是尽量少用或不用。此类药品说明书中现在禁用，但是目前在国际药学上这个也不完全禁用，在医生的指导下，短期用也可以，家长看到儿童禁用的药自己是不能随便用的。一些氨基糖苷类的药，如阿米卡星、链霉素等，有耳毒性和肾毒性，小孩绝对不能用，在20世纪50至70年代有孩子使用这类药，导致出现耳聋，甚至肾衰，现在这种情况发生的较少，青霉素、头孢类的药物可能出现过敏，所以我们要求在使用之前需做皮试试验。

　　另一个是解热镇痛药，家长千万不要给孩子同时用两种以上的退热药，这是第一个原则。第二个是要注意什么情况下使用，不能见热就退，不要37℃多就用退热药，体温达到38.5℃以上可以使用退热药，若孩子发热38.5℃，但精神和整体状况较好，也可不用退热药，给予物理降温治疗，可根据具体情况选择合适的退热方案。另外要注意两次退热药服用的间隔时间，一般间隔4～6个小时，24小时内不超过4次。有时候不恰当应用、同时应用两种退烧药，或服用间隔时间过短，可能会导致儿童出现骨髓抑制等其他一些不应该发生的副作用，一般来讲，正常使用解热镇静药是相对安全的。临床我们要选择使用广泛、疗效比较好、副作用相对较小的退热药，如对乙酰氨基酚（佑林、泰诺林等）或者是布洛芬制剂（健德林、美林等）。佑林、泰诺林是短效的，布洛芬是长效的，力量较大，有的时候市场用布洛芬多，因为它退烧时间长，此时看上去是好事，也未必都是好事，我建议大家最好用短效的泰诺林更合适，因为它不掩盖病情。高热、过度兴奋、烦躁不安、频繁呕吐等症状，可在医生的指导下使用镇静类的药物（苯巴比妥、安定、异丙嗪、氯丙嗪），以有效地防止高热和抽搐等并发症，家长千万不要随便乱用，使用不当可能造成患儿呼吸抑制。

　　止泻药与泻药的使用问题。腹泻的患儿不能随便用止泻药，一定要考虑孩子肠道功能。如果是由于吃剩的或不干净的食物引起的腹泻，则不能过早地使用止泻药。因为此时是感染性腹泻，体内有毒素，需要把毒素排出，然后再用消炎药和止泻药。早期还没排出就马上止泻，反而会导致毒素的吸收。便秘的患儿不能随便用泻药，我们尽可能通过饮食和松软大便的这类通便法来解决，除非是大便梗在直肠、结肠无法下来的情况。大便干的孩子往往吃蔬菜少，爱吃肉和高蛋白类的食物，平常要让孩子养成多吃素菜、多吃纤维的习惯，不一定非要用药物来解决。止泻药服用也需注意方法，例如蒙脱石散，吃这个药时一定要多喝水，需要在两餐中间服用；益生菌类（微生态类）的药品需和抗生素间隔服用，因为抗生素可以灭活益生菌，会抑制益生菌的疗效，同时需要用40度以下的温水送服。有些家长在口服活益生菌时，会将一些活菌挤入蒙脱石散中一起服用，其实这种服用方法也是不对的，因为此时的活菌容易被蒙脱石散吸附，所以口服止泻药和助消化的药、活菌的药时一定要注意间隔时间。同时医生也应注意活菌药、益生菌类药和抗生素同时使用时要间隔时间。

铁剂是纠正小儿贫血的药物，但它不是营养品，千万不要因为孩子缺铁而长期去使用。摄入不足（长期偏食）、吸收不好（长期腹泻或孩子有胃肠病）均可导致缺铁，我们要纠正孩子的饮食习惯，或者积极治疗原发病。需要注意的是铁剂不能和钙剂、牛奶、茶一块服用。维生素 D 缺乏或钙摄入不足易导致钙缺乏，一定要注意孩子需多见阳光，但过度地摄入钙，也会干扰锌、铁的吸收，反而造成锌和铁的缺乏，钙剂应该早晨或晚上服用 1 次，但需注意钙剂和维生素 C 同用时会在尿中形成草酸钙。有些挑食、厌食的孩子常常会补一些维生素和微量元素（锌、钙、铁、铜），因此要慎重选择维生素和微量元素的制剂。此外还要注意在微量元素缺乏的时候才可以进行补充。有一段时间许多孩子的家长认为孩子缺锌，都在用锌制剂，但长期使用锌制剂，会导致恶心、呕吐、发热，甚至出现贫血等这些毒性反应。现在任何一种营养物质摄入过剩都会导致营养的失衡。现在孩子多偏食，牛奶、鸡蛋等食用较多，而蔬菜、粗粮等食用的相对较少，根据不同年龄的要求，适当地补充新鲜的蔬菜、水果，像人参蜂王浆等大补的食品尽量不服用。人参燥性大，小儿是阳热之体，服用人参会导致流鼻血等阴阳失衡的现象。

怎样使用中成药是很多家长非常关切的一个问题，下面讲中成药的辨证论治原则，这个听起来很复杂，简单来说就是在辨证论治的原则下，辨别是寒证、热证、虚证及实证。中医很讲究同病异治，异病同治，虽然病不同，但证型是一样的，都可以用同一种药治，例如风寒证、风热证，尤其风热证，很多病都可以有风热证，例如感冒、支气管炎、肺炎等，不同的病可以用一种药。同一个病，表现的证型不一样有不同的治法就叫同病异治。用中药看着简单，其实不简单，疗效不好反而会出现副作用，不能简单地把基本相同治则的中成药叠加使用，中成药联合应用时，尤其两种药或者三种药联合应用时，一定要看它的功效，药效互补这样可以联合。

中成药的辨证用药，理论上很复杂，在临床上大家需要经验用药。例如感冒有风寒、风热之别，又有兼夹症之分；咳嗽有外感和内伤的不同；腹泻有感受外邪和脾虚湿滞的不同，同样一种病有很多不同的证型，我们要根据证型的不同采用合适的方药。风寒感冒，我们常用的中成药有小儿感冒颗粒、风寒感冒颗粒等；感冒、支气管炎、肺炎的风热证可用小儿肺热咳喘颗粒、金莲清热泡腾片、抗感颗粒、小儿豉翘清热颗粒。同时每个药的适用范围也不同，比如小儿肺热咳喘的剂型有颗粒和口服液两个剂型，适合用于咳嗽，尤其外寒内热或者风热证，但风寒证尽量不要用；小儿豉翘清热颗粒，可解表清里导滞，适用于风热证伴有大便偏干的患儿，就是老百姓说的孩子感冒又积食了。在使用中药时，其实很多涉及微观的辨证，有时使用肺热咳喘，有时使用小儿豉翘，要注意这叠加的问题，但是金莲清热泡腾片和小儿豉翘清热颗粒不能同用，因为两者都可清热，且都有泻下的作用，同时使用会导致孩子腹泻。也要注意药物之间互补、增效减毒的问题，小儿肺热咳喘颗粒和小儿豉翘清热颗粒，加在一起有互补的作用，都可以解表清热，可以增加清里的作用。肺热咳喘颗粒没有泻下的作用，它有清胃热，但没有清肠道热、清腑热的作用；小儿豉翘清热颗粒有通便的作用，当孩子有肺热咳嗽、大便干，用肺热咳喘时，可以加金莲清热泡腾片，也可以加小儿豉翘颗粒，但是加金莲泡腾片不能加小儿豉翘清热颗粒，加小儿豉翘清热颗粒不能加金莲泡腾片，两者作用叠加。

新药、贵药和进口药。一般新药上市时间不长，临床用药经验还相对少，所以对它的安全资料有限，家长或者是在药店的从业人员、药师在用新药的时候要谨慎，因为临床还没有经过长期使用的经验和考验，很难断定新药是好还是不好。总体来说新药研制成功大多数应该是好的，但是每个药各有特点，各有优势和不足，这需要我们在长期临床中逐渐认识和把握。贵药不一定好，关键是对症，肉很贵，蔬菜便宜，但是对每个人来讲吃肉就不一定好。有些消化障碍拉肚子能吃肉吗？这时候只能吃素的，就是这个道理，用药时不要想着贵一定就好，在临床上同等药物，我习惯使用口感好又便宜的药物，这就是我们做医生的一个原则。当然有些家长希望药便宜，有些人就不这么认为，他们觉得一分价钱一分货，就专门要贵的药，认为贵的药才好。这不一定，进口药有些在原创方面虽然有优势，也有些疗效比较好，但是价格比较高，所以在应用的时候也要注意甄别选择，进口药不一定都超过国产的。

在电视机前面可能有很多的药师，药师在儿童安全用药中要有很好的指导作用，才能更好地保证儿童用药的安全。例如药师在提供儿童用药咨询时，要懂儿童生理、病理的知识，了解儿童各个系统、功能没有发育成熟，对药物的这个副作用耐受差的特点，在给病人指导，尤其指导儿科用药的时候，一定要注意、要谨慎，仔细阅读说明书。怎样指导儿童药品的购买呢？第一个要推荐适用儿科的药物。有些家长根据媒体上、报纸上或者是各种广告微信上看到的药名去选择药品，这是不对的，药师一定要从儿童的角度去考虑，准确地给家长推荐能够使用的药品。如果不了解，千万不要打肿脸充胖子盲目给病人乱解释，要建议人家找儿科专业医生去就诊，以免耽误病情。很多基层医生用药方面知识不够，医生用药的时候要注意了解药品说明书，如果真不懂，可以建议病人到专业科室看病。好多病人反映，他们来就是某某医生推荐的，他们的病情确实很麻烦，但是结果治好了，病人反过来还是会非常感谢推荐的药师或者医师。另外要推荐合适的剂型，现在临床儿科制剂有糖浆、溶液、贴剂、颗粒剂、滴剂、混悬液等，要根据孩子的年龄、以往吃药的习惯来推荐合适的剂型，交代用药的剂量。现在城市的家长大部分有文化，能够看药物说明书，但是有些剂量还是需要医生或者药师来指导。

有些药物用量安全界限宽泛，有些用量非常严格，一定要给家长交代好怎么计算药量。抗生素剂量是按千克体重算，滥用的较多，且在临床口服剂量往往不够，但静脉用量相对比较足，因此用量不同步，会影响疗效。另外对儿科剂量不会算该怎么办呢？有些医生不是搞儿科专业的，怎么来算这个药量呢？一般是新生儿用成人量的1/6，婴儿用成人量的1/3，幼儿用成人量的1/2，相对比用量就大了。幼儿是1～3岁，用成人的一半，学龄前儿童用成人量的2/3，在临床上30千克以下的，大概用成人量的2/3，超过30千克的，一般用成人的小量，体重超过50千克的，那就用成人剂量了。因此同样的千克体重，儿科用量也应尽可能用成人的小剂量或者中小剂量。现在孩子生长发育好，尤其是学龄期儿童，很多体重都和成人一样，再用儿科的小剂量就不行，疗效肯定就不好了。依据千克体重用量，按照西医的说法还是比较科学的，而中药是复方，很难做到按千克体重计算，这就需要我们大概地计算用量。

还有一个，怎么指导儿科药物的使用呢？第一个是交代剂型和剂量，第二个我们要交代正确的服用方法。如助消化的药物（胃蛋白酶）、微生态药物、调整菌群的药物（整肠生、妈咪爱）、阿莫西林及维生素C等不能用太热的水冲服，水温过高会导致益生菌的活性降低。阿莫西林在高温下容易产生过敏的高聚物，维生素C也容易在热水中被还原破坏失效。第三，不要用牛奶服药。有些肠溶片不能掰开和压碎吃，一定要整个地吞服，因为它到肠道才能溶解，才能发挥作用，如果你把它掰开吃，可能对胃、食道有刺激，因而胶囊要整粒地吞服。临床用得较多的是金莲泡腾片，不能直接口服，一定要用水冲服。第四，交代服药的时间。每种药都不一样，有些药是要饭前服用，有些需要饭后服用，比如铁剂往往就对胃肠道有刺激，我们应该饭后服用；还有脂溶性维生素，需与油性食物同时服用，利于药物的吸收。第五，要告知家长疗程。治疗期间不要频繁地更换药物，也忌讳一见症状缓和便开始停药。比如说退热药，吃了一种还没有等它发挥作用，马上又换第二种，或者抗生素刚刚吃一天，马上第二天又换药，这都不合理。药物发挥作用有一个过程，没有等待药物发挥疗效就换药，或者是有效了马上停药，这都不可取，同时药师也需要交代药品的储存方法。病人要注意处方药的购买，例如抗生素，需要医生开处方，凭着处方去买药，这是原则问题。不是处方药，你可以买，如果是标的处方药一定要凭处方去买药，不能随便买，如果一旦出问题，那会出现医疗纠纷。

好了，今天讲课就到这里为止，欢迎大家以后有机会到我们河南中医药大学第一附属医院参观。

（安全用药专家对话·健康大河南，网络，2020年11月30日）

扫码看讲座

第四节 小儿紫癜性肾炎中西医治疗中应注意的问题

开场白：全国各地正在观看现场直播的朋友们，大家晚上好。欢迎各位来到中华医学会杂志社，中华慢性病学院《为"肾"谋远虑》的学术直播间，感谢各位的准时收看。今年的 3 月 11 日是第 16 个世界肾脏日，本次肾脏日的主题是"积极面对肾病，共享精彩人生"。希望每个肾病患者都能够积极地防治肾病，享受美好生活。本次《为"肾"谋远虑》主题直播活动邀请到了河南中医药大学第一附属医院、河南省中西医结合儿童医院的丁樱教授，全国医护人员及患者在内的各位观众朋友们，接下来丁樱教授和大家分享小儿紫癜性肾炎中西医治疗及临床应注意的问题。

丁樱：各位观众朋友们，各位同道，大家晚上好！非常高兴有这样一个机会和大家共同切磋、交流有关儿童肾脏的问题，当然我也感谢苏中药业给我们提供了这样一个平台，希望通过这次学术交流能使大家受益。今天我给大家汇报的题目是《紫癜性肾炎的中西医诊疗及临床应注意的问题》。刚才主持人已经介绍过，我来自河南中医药大学第一附属医院（河南省中西医结合儿童医院），接下来我将从以下 6 个方面来进行阐述。

一、紫癜性肾炎的发病概况

今天讲的是紫癜性肾炎，它是继发于过敏性紫癜的肾小球疾病，目前在我们小儿继发性肾脏病当中占第一位。过敏性紫癜又称 IgA 血管炎，是儿童常见的免疫性系统性小血管炎，紫癜性肾炎又称为 IgA 血管炎性肾病。目前研究发现过敏性紫癜和 IgA 血管炎的发病机制一致，2006 年欧洲抗风湿病联盟和欧洲儿科风湿病学会制定了儿童血管炎新的诊断分类标准来替代过敏性紫癜的诊断标准，这样一个观念改变了我们以往的认识。过敏性紫癜和 IgA 相关性血管炎到底怎么区分，现在从某些环节来看本质是一样的。2006 年欧洲抗风湿病联盟和欧洲儿科风湿病学会制定的新标准认为过敏性紫癜诊断的必备条件是皮疹，伴有弥漫性腹痛、任何部位活检示 IgA 的沉积、关节炎 / 关节痛、肾脏受累（血尿和 / 或蛋白尿）四个条件中的任何一条就可以诊断。我们要诊断紫癜性肾炎必须有肾脏受累的表现，其他的如腹痛、皮肤活检、IgA 沉积、关节肿痛等属于另外的几方面。在过敏性紫癜当中有 20% ~ 80% 可以累及肾脏，过敏性紫癜发病的 6 个月以内，如果出现血尿和蛋白尿，我们都可以认定是紫癜性肾炎。如果说你在多年前得过过敏性紫癜，现在有肾脏损伤，是不是紫癜性肾炎呢？那就不是能随便诊断的，我们需要做肾脏活检来确定。从目前来看，尤其是 IgA 肾病和紫癜性肾炎放在一起，这样鉴别诊断对我们医学来讲是非常大的一个问题，新标准的出现在诊断方面也成为一个里程碑，解决了我们多年来的一些困惑。

过敏性紫癜的发病率是很高的，发病年龄跨度也较大，从 6 个月到 86 岁，但多见于儿童，以 2 ~ 10 岁居多，且随着年龄的增长，发病率会逐渐下降，成年人的病例大多数是从儿科迁延而来的，但成年人也有发病，男孩多于女孩，一年四季都可以发生，但是高发季节还是 11 月至次年 2 月，在河南一般 10 月至次年 4 月是过敏性紫癜的高发季节。紫癜性肾炎的典型临床特征是皮疹，紫癜是必备的条件，然后是腹部症状、关节症状、肾脏受累情况。从肾脏受累的情况来看，成年人要比学龄期儿童出现肾脏损害的概率要大，而且发生肾脏损害的时间基本上多出现在过敏性紫癜后的 6 个月内，其中以 2 ~ 8 周为多见，而且肾脏严重的程度往往与关节和胃肠道症状没有直接关系。研究发现肾脏受累的危险因素：①年龄＞ 4 岁；②严重的腹痛、胃肠道出血；③皮肤紫癜反复持续时间＞ 1 个月；④血清 X、Ⅲ因子减少。

目前国外的流行病学调查显示，过敏性紫癜的发病率达 3 ~ 26.7/10 万，国内指南指出国内的发病率为 70.3/10 万。从数字上看，我们国内发病率明显高于国外，而且发病率是在逐年增高的，虽然没有全国范围大样本的调研报告，但是根据临床观察及相关文献报道，病例在增多。根据我们医院紫癜性肾炎患儿的入院情况来看，2012—2018 年紫癜性肾炎的住院率也明显地增高，间接地表明紫癜性肾炎的发病率也在升高。目前的研究发现 IgA 肾病和紫癜性肾炎的发病机制和遗传背景相似，有专家认为两者是同一种疾病的两种不同的表现形式，在临床上两者也很难进行鉴别。欧洲抗风湿联盟和儿科风湿病学会在 2006 年制定了过敏性紫癜新的诊断标准，为诊断和治疗紫癜性肾炎提供了新的思路。

二、目前国际的研究现状

因过敏性紫癜和 IgA 血管炎的病理类型一致，国际上已把过敏性紫癜和 IgA 相关性血管炎合并为一类。因过敏性紫癜高发于儿童，循证资料多由儿童提供。国内中华儿科肾脏病学组先后于 2000 年、2009 年及 2016 年制定了紫癜性肾炎的循证指南，通过 3 次制定以及反复修改，现在在临床已能够广泛地应用。

紫癜性肾炎发病机制主要是免疫的异常，IgA1 糖基化异常形成的免疫复合物在肾小球系膜区和内皮处沉积，IgA1 的异常糖基化与遗传、环境、感染等多种因素相关，具体的机制目前尚不明确。紫癜性肾炎和 IgA 肾病均存在 IgA1 异常糖基化，两者病理特征为小血管炎症性病变，在病理上也很难鉴别，在临床上两者显著的区别是紫癜性肾炎伴有皮肤紫癜。如果有皮肤紫癜，再有关节症状、消化道症状，那就可诊断为紫癜性肾炎，但紫癜性肾炎的病程进展和 IgA 肾病非常雷同，有一部分进入慢性化。

三、紫癜性肾炎的临床诊断及分型

紫癜性肾炎的主要临床表现是血尿和蛋白尿。血尿和蛋白尿有一定的诊断标准，血尿是肉眼血尿或 1 周内 3 次镜下血尿，红细胞 ≥ 3 个 / 高倍视野（HP）；蛋白尿需满足以下任何一个条件：① 1 周内 3 次尿常规定性示尿蛋白阳性；② 24 小时尿蛋白定量 >150mg 或尿蛋白 / 尿肌酐 >0.2；③ 1 周内 3 次微量白蛋白高于正常值。紫癜性肾炎一般预后良好，但仍有 1% ~ 3% 的患者发展为终末期肾病，起病为肾病综合征型的紫癜性肾炎长期肾损伤达到 45% ~ 50%，5% ~ 20% 最终进展为肾衰竭，紫癜性肾炎危害儿童的身心健康，故日益受到大家的关注。

2016 年中华医学会儿科分会肾病学组制定的紫癜性肾炎诊治循证指南中将紫癜性肾炎临床分型分为孤立性血尿型、孤立性蛋白尿型、血尿和蛋白尿型、急性肾炎型、急进性肾炎型、慢性肾炎型、肾病综合征型。在这 7 个类型当中，临床中最常见的有孤立性血尿型、血尿和蛋白尿型、肾病综合征型，而孤立性蛋白尿型、急性肾炎型、急进性肾炎型、慢性肾炎型临床上相对少见。肾脏活检是判断肾脏损害程度的金指标，且研究发现肾间质的损伤与紫癜性肾炎的疗效和转归密切相关。肾小球和肾小管的病理分级可参考国际儿童肾脏病研究会病理分类法，这里不再赘述。我们再接着来讨论一下紫癜性肾炎的预后，紫癜性肾炎的预后取决于肾脏是否受累以及受累的严重程度。紫癜性肾炎预后一般良好，但仍有 1%～3% 进入终末期肾病。如果有以下这几种情况，预后不好，起病时尿蛋白定量 ≥ 50mg/（kg·d），即达到大量蛋白的程度，同时有血尿、血压升高、浮肿等急性肾炎综合征的表现，肾炎反复发作、肾脏病理活检在 Ⅳ 级以上的病变，尤其是肾小球有大量新月体形成的，或者 > 40% 的肾小管萎缩，肾间质纤维化等。在临床上对病人预后的判断，还需要根据病人体质的不同来判断。 现在我们医院在 2013—2018 年期间，对 878 例紫癜性肾炎患儿行肾活检，结果发现弥漫性毛细血管内皮增生、肉眼血尿或者肾脏损伤持续超过 8 周的孩子肾脏病理较重，表现为弥漫性毛细血管内皮增生的患儿的中医辨证，以气阴两虚夹瘀证多见。

四、西医的治疗现状

紫癜性肾炎是皮肤紫癜伴有肾脏损伤，对于皮肤紫癜目前西医的治疗方法，一般治疗是休息、去除过敏源等致敏因素；二是对症处理，对症处理常用的就是抗组胺药、抗过敏药，近年来有人使用白三烯受体拮抗剂等，但这些都没有多中心的随机对照试验的临床观察；再有抗凝治疗较普遍，比如低分子肝素，另外糖皮质激素、免疫抑制剂的服用也十分常见，比如环孢霉素 A、霉酚酸酯等。现在还有重症病人应用血液净化技术或者丙种球蛋白。我们再看一下各种治疗方法的适应证，抗过敏药就只是适用于单纯的皮肤紫癜；糖皮质激素主要适应证就是关节痛、腹痛、消化道出血和肾脏受累，尤其是大量蛋白尿；免疫抑制剂如环孢霉素 A、霉酚酸酯、他克莫司等是针对难治或者重症紫癜性肾炎；丙球主要适用于消化道出血引起严重的腹痛和肾脏受累，血液净化更是这样。血液净化主要是针对重症过敏性紫癜或者紫癜性肾炎药物疗效欠佳的，但是这个成本代价很高，风险也是很大的。我们在临床偶尔用，一般不用，因为它的代价很高，而且中西医结合基本上大部分问题都能解决。

对于紫癜性肾炎，我们要注意穿着衣物，尤其化纤的衣服一定要注意，尽量要贴身穿纯棉的。饮食也要特别注意，避免吃那些塑料包装、含食品添加剂的东西。另外还有就是在急性期对于单纯性皮肤紫癜要注意边观察边治疗，不要过度地治疗。对反复发作的孩子，我们一定要注意寻找过敏源，有合并关节肿痛、消化道症状的时候，可以用激素。一般情况下都用甲泼尼龙，但是对于重症紫癜性肾炎，激素则要采用序贯疗法。国内推荐的方法就是甲泼尼龙，按照 2 ~ 5mg/（kg·d），分 2 次，静滴一般都是 3 ~ 5 天，然后逐渐过渡到口服激素。我们一般都是先静脉后口服，先足量，然后再减少次数，最后减量逐渐停掉。根据情况，我们一般轻的症状就用 3 ~ 5 天，有时候反复腹痛的患儿，我们要逐渐地减量，不能减太快，要通过 1 ~ 2 周的过渡时间再逐渐停药，根据临床情况来权衡。刚才已经讲了，对于病变类型较重的紫癜性肾炎，可选择激素联合免疫抑制剂治疗，我们常用的方案有激素加环磷酰胺冲击，也有激素加环孢素 A 合并应用，还有激素加吗替麦考酚酯应用。免疫抑制剂的选择需根据病理类型和临床症状，具体使用方法需要临床有经验的大夫来掌握，因为时间关系就不再具体说了。丙种球蛋白的话我不主张使用，尤其对过敏性紫癜一定要查一下他的免疫功能，如果体液免疫很高，就千万不要用丙球。相反，如果不高，或者在临床上发生严重肾脏损害，常规治疗效果不好的时候，我们可以考虑用丙球。目前对于重症的紫癜性肾炎还有使用生物制剂（美罗华）的相关报道，但均为小样本的临床病例观察，无多中心、大样本的随机对照试验，无循证医学证据。

五、中医的治疗现状

中医认为紫癜性肾炎属于"血证""尿血""水肿"等的范畴。在疾病早期，一般以外邪和瘀血的实证为主，后期是本虚标实，所谓"本虚"，就是脏腑虚损，标实就是夹杂有瘀血、外邪，所以我们对这个病辨证的关键是抓住标本的关系、虚实的轻重。具体的辨证思路就是首先要辨标本的缓急，急性期主要以风、热、瘀为主，以邪实为主，病位主要在肺卫，一般证候分为风热伤络证和血热妄行证，风热伤络证需祛邪疏风、清热解毒，常用银翘散加减，血热妄行证需安络活血止血，常用犀角地黄汤加减。在临床上两个证型常夹杂出现，风热伤络证里夹杂有血热妄行证的症候，血热妄行证夹杂有外感风热的症候，所以两方联合化裁应用。本病的迁延期，病程较长且易反复，以虚为主、虚实夹杂，治疗以扶正为主，兼以祛邪，证型分为阴虚火旺证、气阴两虚证和脾肾气虚证。对于单纯血尿型阴虚火旺证，常用的方剂为知柏地黄汤和小蓟饮子加减；如果说有蛋白尿或者蛋白尿兼血尿，而且夹杂有脾肾气虚、气阴两虚的证候，那就可以使用归脾汤、防己黄芪汤、无比山药丸加减。

第二点就是要辨寒热虚实，病初的时候多实证，时间长了后多虚证，病程日久多瘀，血瘀和现代医学的高凝状态相类似。现代医学认为紫癜性肾炎的病程中血液处于高凝状态，所以西医经常用肝素等来抗凝，活血化瘀贯穿于疾病的始终，因此活血化瘀常常是我们提高疗效的关键。在临床辨证时，皮肤紫癜紫暗明显且消退慢的时候，以活血化瘀为主；当紫癜量少，消失快且不留色素沉积的时候以活血化瘀为辅；当以肾炎症状为主时，就要以扶正祛邪为主，随证配以养血活血化瘀。在过敏性紫癜，尤其是紫癜性肾炎的治疗中，能用的中成药很少，今天主要介绍的两个药是雷公藤多苷片和黄葵胶囊。雷公藤多苷片可用于过敏性紫癜、紫癜性肾炎、肾病综合征等涉及风湿免疫、肾病、皮肤病等多个领域，研究已经证明雷公藤多苷片在减少紫癜、降低蛋白尿和血尿方面疗效显著，因其副作用须在经验丰富的专业医生指导下使用。雷公藤多苷片的使用说明书上写有"儿童禁用"的字样，就给临床带来了困难，但目前这个问题存在争议，国内和国际上都在进行雷公藤多苷的相关研究，我后面会提到。黄葵胶囊是纯中药制剂，主要成分为黄蜀葵花提取物，早在东晋、北宋、明朝就有相关的记载，《本草纲目》将其描述为"黄蜀葵治五淋、水肿、消痈肿"，现在中华中医药学会已经在《中医临床诊疗指南释义》和《中医儿科临床诊疗指南》中指出，黄葵胶囊可用于肾病综合征和小儿急性肾小球肾炎、尿血等。黄葵胶囊在临床使用是非常安全的，没有发现很明显的副作用，多用于慢性肾炎的湿热证，在儿科领域，黄葵胶囊主要治疗血尿及蛋白尿型的紫癜性肾炎，尤其是对中少量蛋白尿的紫癜性肾炎疗效显著，但疗程较长，基本疗程需要达到三个月。

六、临床中应注意的问题

紫癜性肾炎有很多成熟的经验，但在预后方面还是有不少问题，在这里和大家分享一下。第一个问题就是对于单纯皮肤紫癜，有用药过度的趋势，还存在激素用量过大、疗程过长等问题。我们刚才已经讲过，激素的使用是有适应证的，严格来说，对于单纯性皮肤紫癜，是无须使用激素的，只有在出现明显的关节症状、消化道症状，比如有腹痛、关节痛，有明显的血尿、蛋白尿的时候才会用激素。今天上午就碰到一个单纯性皮肤紫癜的孩子，连续用了两三个月的激素，脸蛋已经吃得很胖了，这是完全没有必要的，激素不能减少紫癜的反复。现在激素已经出现滥用的局面，所以我们一定要掌握好激素的适应证。第二个问题就是关于早期治疗到底是应该止血还是抗凝，在临床上从基层来就医的患者，使用的都是止血药，比如止血敏等，我觉得除了消化道出血要临时止血外，我们不应该使用止血药，而是应该使用抗凝药，因为过敏性紫癜或紫癜性肾炎的孩子血液常是高凝状态，所以我们要抗凝。第三个问题就是在单纯反复皮肤紫癜情况下，我们是用免疫增强剂还是抑制剂。关于这一点，大多数情况还是应该使用免疫抑制剂，但要慎用免疫增强剂。因为过敏性紫癜多处于免疫亢奋的状态，临床上很多医生还在用增强免疫的药物，比如胸腺肽等，我认为是不合理的，除非有些孩子免疫低下，那可以考虑使用免疫增强剂，但一定要慎重。有时候看到从外地转过来的病人，紫癜一直不见好转，但是当把免疫增强剂去掉后，即便没有使用其他特殊的药也很快就好了，所以临床上要搞清楚它的免疫机制，不能随便乱用免疫增强剂。中医药治疗过敏性紫癜早期不能随便用补药，因为早期是实证，是外邪引起的，早期以清为主，不是用补的方法，这些道理是一样的，中医上不主张早期用补药，西医上就不要随便用免疫增强剂。第四个问题就是对预后的判断，尤其是重症、远期的随访不到位。我们主张对于尿检正常的患儿至少随访半年，如果是发病 6 个月后尿检仍异常就需继续随访 3 ～ 5 年或者更久。北京杨霁云教授在 20 世纪 90 年代发表了一篇文章，她随访了 20 例过敏性紫癜的患儿，这些患儿在随访 5 年的时候尿检都是正常的，结果到 20 年以后再来找这些孩子，其中有四分之一的孩子已经出现了严重的肾脏损害、慢性肾炎，还有两例出现了慢性肾衰。这就说明这个病是需要长期随访的，我们临床医生需要加强这个意识。坐在电视机前的家长们，我们自己也一定要注意，如果自己孩子得了过敏性紫癜，一定要长期随访，在感冒、发烧时顺便查个尿常规，这是个重要的检测。我曾经遇到有个病人，询问他病情怎么样，回复说挺好，询问该病人平时在家复查了没有，回答道停药 3 年了，前两年在当地都有复查，第 3 年没有复查，结果当时一复查尿蛋白（+++），没有其他任何症状，所以这就提示过敏性紫癜和紫癜性肾炎，一定要长期随访。第五个问题就是中成药雷公藤多苷片在儿科"禁用"的问题。雷公藤多苷片在说明书上有"儿童禁用"的字样，但我们已经做过两个国家科技部"十一五""十二五"支撑计划，都证明雷公藤的副作用可控，我认为禁用与否是应该重新被讨论的。起码我们知道，雷公藤多苷是可以用于紫癜性肾炎患儿蛋白尿的治疗，但需要谨慎使用。到目前为止，还没有《紫癜性肾炎的中西医结合临床指南》，下一步我们要与国内的西医专家合作，要完成紫癜性肾炎中西医结合临床指南的制定，有助于临床更好地开展紫癜性肾炎的治疗。

我今天的讲座就到这里，感谢大家的聆听。大家有什么想法和需要都可以在我的公众号上留言。我每个星期都有门诊，也希望和全国的儿童肾脏病，尤其是紫癜性肾炎患儿家长有更好的联系。

答疑阶段：

主持人：有位观众说，家里孩子 3 岁，无意间发现尿蛋白（±），隐血（+），24 小时尿蛋白定量 150mg，后来随访至今尿检隐血偶尔（± ～ +），镜检红细胞多数在 1 ～ 3 个 /HP 到 3 ～ 6 个 /HP，蛋白最开始出现过（+），后来尿常规检查均为阴性，今天检查 24 小时尿蛋白定量是 140mg，孩子下眼睑一直是青黑色，从发现到现在没有药物干预治疗，都是随访，当地医生有的建议肾穿，有的建议观察，有的建议吃药，请问该怎样正确处理呢？

丁樱：我认为还是要观察，因为孩子的 24 小时尿蛋白定量是 140 ～ 150 mg，都是在正常范围内，而且红细胞时有时无，量也很少，在目前这种情况下应该说有点小问题，但是并不严重，到底是什么原因引起的呢？不做肾穿的话很难界定，也可能是薄基底膜病，或者是 IgA 肾病。我的建议就是先观察，也不用吃药，目前情况很轻，孩子本身吃药也困难，而且吃药也未必对他有多大的益处，所以我建议暂时不吃药，在儿科肾脏病专业大夫那里注意密切观察，尤其是在什么情况下呢？比如说在感冒、发热的情况下，观察蛋白尿、血尿是否有明显变化。如果每次感冒、发热以后，蛋白尿、血尿明显上升，那就可以考虑在必要的时候做肾穿，不过现在还不用做，毕竟肾穿是个有创伤性的检查，暂时密切观察就好了。

主持人：2 年前发现孩子尿里边有泡沫，并且不容易消散，一直在检查尿常规至今都正常，期间查了 3 次 24 小时尿蛋白定量，结果都在 16 ～ 20mg/24h 之间，而且肝功能、电解质、甲状腺功能、免疫功能、血沉都正常。最近 1 个月发现尿中泡沫比以前明显增多，几乎每次刚上完厕所上面都有一层泡沫，长时间不消散，用试纸测一下都正常，请问一下丁教授，现在有必要带孩子去医院做检查吗？

丁樱：如果你已经做了这么多检查，从肾脏病的角度来讲，已经检查的基本够完善了。目前不能仅仅因为泡沫就认为有肾脏病。因为大量蛋白尿的时候会有泡沫，而且一直不消散，但是并不是所有的泡沫都是蛋白尿，还有其他一些因素，不能单凭一些泡沫就认为肾脏有问题，目前实验室证据也不支持肾脏有损害，我觉得你没有必要去再做其他的特殊检查，可以继续观察。

主持人：有一位家长提问孩子 6 岁的时候出现了单纯性皮肤紫癜，现在孩子 13 岁，没有其他的症状，尿检也没有异常，现在每年都会复查，尿常规也没有异常，后面是否可能会出现肾脏损害，是否还需要继续随访？

丁樱：孩子 6 岁到现在 13 岁，7 年已经过去了，孩子都没有出现肾脏损害，应该是相对安全的，但是也不能说 100% 安全，也可能是在目前情况下没有问题，但是以后比如说受到感染，用一些其他药物再次过敏以后，可能还会对肾脏造成损害。比如刚才那个病例，在随访 5 年的时候一切还正常，结果到 20 年的时候就出现了肾脏损害，所以我建议过敏性紫癜的孩子，在感冒、发热去医院看病的时候，顺便查个尿常规。过敏性紫癜绝大部分预后是好的，但也不排除极少数的孩子可能还会有问题，所以一年查 1 次或者 2 次的尿也是未尝不可的。

主持人：有一位家长提问，孩子得紫癜 4 个多月了，尿里边一直有潜血，请问该怎么处理？

丁樱：紫癜已经 4 个多月，尿里边一直有潜血，这时候不能只看潜血，还要结合红细胞的数目。潜血的检测用的是一个比色的方法，受干扰因素较多，临床上单纯的潜血假阳性率达到 50% 以上，这是为什么呢？饮食可引发一定的假阳性率，比如说吃了红颜色的食物如火龙果，吃橘子太多，就会出现潜血，但这不是肾脏问题，而且如果只是偶尔出现隐血（＋），那这样就没有什么意义。但如果潜血持续存在，且波动在（＋＋ ~ ＋＋＋），那我们就要认真检查，还要看有没有红细胞。单纯的潜血刚才我也已经说了，它是一个比色的方法，可能会导致一些假阳性的情况，我们要注意甄别，所以仅仅知道潜血的话这个问题很难回答。

主持人：下一个问题是一个南阳市中医院的医生，介绍说接诊了一个 13 岁的女孩，紫癜性肾炎病史 1 月余，24 小时尿蛋白定量 1.6g，半月后增加到 3.6g，肾穿结果显示 24 个小球是轻度增生，4 个是缺血硬化，4 个是细胞性新月体，甲泼尼龙冲击 3 天后降为 1g 左右，半月后反复增加到 1.8g 左右，而且患儿家长拒绝用环磷酰胺，用了吗替麦考酚酯（赛可平）0.2mg，2 次 / 日，半个月后蛋白变成了 3.8g，T 细胞亚群显示 CD4 数值较低，请问下一步的治疗方案需要怎么调整？

丁樱：首先根据赵医生提供的材料来看，她起病 2 周后就出现肾脏损害，另一个问题是起病就达到大量蛋白尿可能是肾病综合征的水平了。刚才我已经说了，肾病综合征型是我们紫癜性肾炎分型里预后相对较差的一个类型，尤其是经过了甲泼尼龙冲击这样的治疗以后，尿检还没有转阴。另外根据她的病理类型来看，最起码是在Ⅲ b 以上的，像这种类型的病人，大概有 40% ~ 50% 会进入慢性化，进入迁延状态。因为这样的病人，如果说还有新月体的存在，24 个小球有 4 个是新月体，就是占了将近 20%，像这样的情况，我的建议就是联合治疗，甲泼尼龙冲击治疗联合吗替麦考酚酯（骁悉）、他克莫司或者环孢素 A，也要使用中药进行抗凝治疗。像这种大量蛋白尿的难治性紫癜性肾炎，病理类型较重，CD4 下降，细胞免疫较低，治疗反应不好，家长拒绝用环磷酰胺的话可以用甲泼尼龙联合他克莫司，而且还要看甲泼尼龙使用的时间，如果使用较长时间有很明显的副作用，可以考虑逐渐减量，在减量过程中，可以加用他克莫司或者霉酚酸酯。对于这种大量蛋白尿，病理类型较重的，以我的经验可以用雷公藤多苷片，我认为雷公藤多苷片对紫癜性肾炎、狼疮性肾炎效果都是很好的。如果我用的话肯定是甲泼尼龙联合雷公藤多苷片治疗，不行的话再加他克莫司。另外这个孩子 13 岁，年长的孩子往往比幼儿症状重，预后较差。且这个孩子在治疗之前需要完善自身抗体检查，该患者肾脏病理检查免疫荧光都是什么表现呢？结果中有没有 C1q 等的沉积？一定也要排除狼疮。我们曾经遇到过典型过敏性紫癜的孩子发病，症状为全身的过敏性紫癜，对称分布，也有消化道症状、大量蛋白尿，但是做肾脏穿刺是系统性红斑狼疮，狼疮的话当然要抗狼疮治疗，使用激素加雷公藤多苷片治疗后症状已经完全缓解了，所以我觉得自身抗体是阳性的孩子，这样配合雷公藤效果可能会更好。谢谢大家，再见！

（人民日报．人民网，网络，2020 年 8 月 10 日）

第五节　小儿肾病综合征科普讲座

　　主持人：观众朋友们，大家晚上好。今天是第15个世界肾脏病日，研究发现在中国成年人慢性肾病的患病率约1/10，儿童肾脏病问题同样严峻。小儿肾脏病是慢性病，病情易迁延反复，部分患儿甚至发展为肾功能不全，严重影响儿童的生长发育及身心健康。为帮助大家进一步了解小儿肾病，今天我们请到了河南中医药大学第一附属医院的丁樱教授来给大家介绍小儿肾病相关的科普知识，在观看过程中大家可以在聊天区提问，结束分享后丁樱教授会就大家提出的问题作答。

　　下面给大家介绍一下丁樱教授，丁樱教授是国家二级教授、主任医师、博士生导师、河南中医药大学儿科研究所所长、河南中医药大学第一附属医院儿科学科学术带头人、首批全国名中医、首批国家中医药高等教学名师、享受国务院政府特殊津贴专家，兼任中国民族医药学会儿科分会会长、中华中医药协会儿童紫癜肾病协同创新共同体主席、国家儿童医药专家委员会专家等，从事医学临床51年，擅长中西医结合治疗儿童常见病、肾病及风湿免疫性疾病，对过敏性紫癜、紫癜性肾炎、难治性肾病及狼疮性肾病等疾病尤为擅长。下面请丁樱教授带来今天的直播分享。

　　丁樱：各位家长、小朋友们，大家好！今天是国际肾脏病日，借此机会给大家简单谈谈小儿肾脏病的相关科普知识。流行病学调查显示，我国儿童肾脏病患病率每年以13%的速度增加，若得不到及时的诊断和治疗，肾脏病会迁延到成年，不少成年人的肾脏病其实就是从儿童时期发展而来，部分患儿很快进展至肾衰竭，需依靠透析和肾移植维持生存，严重影响儿童的生长发育及身心健康，因此小儿肾病一直是医学领域关注的重大疾病之一。

　　什么是肾脏病？肾脏病有广义和狭义之分，广义肾脏病泛指所有肾脏系统疾病，包括原发性肾病和继发性肾病，根据起病的缓急又分为急性肾病和慢性肾病。原发性肾病指以单纯肾脏改变为主，找不到其他诱发的因素；继发性肾病是由其他系统病变导致的肾脏损害，如过敏性紫癜、狼疮性肾炎和药物性肾损害等。急性肾病包括急性肾小球肾炎、急性尿路感染；慢性肾病包括慢性肾炎、慢性尿路感染、慢性肾衰。狭义肾病，单指肾病综合征。

哪些原因可以导致小儿肾病？免疫紊乱、遗传因素、过敏因素、感染等多种因素均可导致肾脏病，部分肾病的孩子病情较复杂，药物治疗效果不好，往往跟遗传因素有关。药物是导致肾损伤的常见原因，但往往不被家长重视。哪些药物可以导致肾脏损伤？很多抗生素可以导致肾脏损害，如庆大霉素、磺胺类、青霉素类等可导致肾脏损害，所以在应用抗生素时一定要谨慎，有绝对的适应证才能应用，不要滥用抗生素。此外还有非甾体类抗炎药、解热镇痛药、利尿剂、抗肿瘤药、造影剂、金属制剂，使用量过大或者疗程太长均可导致肾脏损伤。多数中药是安全的，但仍有少数中药如关木通、草乌、防己等可以导致肾脏损害。为什么有一段时间国家不让用中成药龙胆泻肝丸？就是因为里面有马兜铃酸类的关木通对肾脏有损害，现在国家已经严格禁止龙胆泻肝丸里的关木通，而改用对肾脏没有损害的川木通。

小儿肾脏病有哪些表现？如何早期发现？无论是儿童，还是成人，肾脏病早期症状都可能非常隐匿，需要我们仔细观察，做检查后才能发现。蛋白尿是诊断肾脏病最重要的条件，蛋白尿的出现基本上可以肯定肾脏出现了病理变化，尿中泡沫增多对发现蛋白尿和诊断肾脏病有重要意义。血尿分为肾外血尿和肾内血尿，临床上多见的是肾脏病变导致的肾内血尿，需完善尿常规和尿红细胞形态学进行鉴别。血尿主要观察尿液颜色，轻症的血尿是镜下可看到红细胞，但尿液的颜色没有变化，较重的是肉眼血尿，尿液呈浓茶色或洗肉水样，需至医院及时诊断和治疗。部分患者会出现血压的升高，表现为头晕，很多儿童并未进行血压监测。浮肿由轻到重多是从上到下的顺序，往往从眼睑开始，然后到颜面部，最后到下肢或全身。尿频、尿急、尿痛和腰部疼痛多为尿路感染，医学上叫膀胱刺激征，学龄前儿童、青少年及成年人症状明显，婴幼儿往往表现为无原因发热、呕吐、小便时哭闹。

小儿常见肾脏病到底有哪些表现？以蛋白尿、血尿为主，与尿路感染症状不同。我们儿科常见的肾脏病有肾病综合征、紫癜性肾炎、IgA肾病、急性肾小球肾炎。肾病综合征是狭义的肾病，主要表现为"三高一低"，即大量蛋白尿、低蛋白血症、高脂血症和不同程度的水肿，四大症状中能直观看到的只有水肿。家长就诊的原因往往是孩子出现浮肿，如眼睛肿、脸肿、全身肿。蛋白尿、低蛋白血症、高脂血症需要在医院检查才能确定。紫癜性肾炎在临床儿科继发性肾脏病中排第一位，在过敏性紫癜6个月内出现血尿和蛋白尿，可以诊断为紫癜性肾炎。紫癜性肾炎的临床分型包括单纯血尿型、单纯蛋白尿型、血尿兼蛋白尿型、慢性肾炎型、肾病综合征型、急性肾炎型、急进性肾炎型。

欧洲的风湿病协会在2012年把过敏性紫癜又称为IgA血管炎性病，两者的肾脏病理改变基本相似，发病机制、疾病进展及预后一样，可能是同一种疾病的不同临床表现，所以我们要高度重视。急性肾小球肾炎主要表现为急性起病，出现少尿、血尿、蛋白尿，但是以血尿为主，蛋白尿往往是一过性的，也可出现浮肿、高血压。典型的急性肾小球肾炎，溶血链球菌感染后出现的肾小球肾炎，检查可发现抗"O"增高，但急性肾小球肾炎未必都是链球菌感染引起，也可由其他病毒、细菌引起，现在统称急性肾小球肾炎综合征。

小儿肾病常用的检查有哪些？最重要的是尿常规，采集晨尿的清洁中段尿，通过尿常规检查，鉴别有无肾脏损害，此外还需完善肝肾功能、24小时尿蛋白定量、肾脏彩超等检查，如要明确难治性肾脏病和紫癜性肾炎的病理类型需进行肾脏穿刺。

小儿肾病有哪些治疗方法？家长朋友们没有医学专业知识，而小儿肾病的治疗，需在专业医生指导下进行。肾病综合征治疗首选激素，如醋酸泼尼松、甲泼尼龙，但需在专业医生指导下使用，因为激素药物有严格的诱导剂量、巩固剂量，专业医生会根据病情变化、药物的反应、副作用等不断调整剂量。单纯血尿没有公认的治疗方法，寻找导致血尿产生的原因，治疗原发病后血尿会改善，中药治疗单纯型血尿往往会取得满意的疗效，对于重症血尿，则需要加用免疫抑制剂进行治疗。肾病出现高血压时需要ACEI或ARB类药物降压保护肾脏，卡托普利是血管紧张素转换酶抑制剂类药品，可以降血压、减少蛋白尿，需要在医生指导下使用。必要时用免疫调节剂治疗，药物包括环磷酰胺、环孢素A、骁悉、他克莫司、雷公藤多苷等。

单纯西药可以治疗小儿肾病，但中西医结合治疗可以提高疗效、减轻激素及免疫抑制剂的毒副作用。中医治疗肾病源远流长，从古代到现在都有记载，中医理论中肾病的病因是肺、脾、肾三脏亏虚，导致阴阳平衡失调，属于本虚标实，本虚是肺脾气虚、脾肾阳虚、肝肾阴虚、气阴两虚，标实有外感、水湿、湿热、湿浊、血瘀等。证型变化较复杂，需要专业医生去辨证。本证和标证的治疗都有对应的方剂，在临床上需要结合病人的临床症状辨证论治，肾病综合征不同阶段的辨证分型不一样，用药也不一样，不可一个方从头用到尾，水肿期和巩固期治疗阶段的用药不一样。中医和西医治疗各有优势，大量蛋白尿时只要没有激素的禁忌证，用激素疗效快且较可靠，但70%～90%会出现复发。复发是临床的难题，中医治疗可以减轻免疫抑制剂、激素的副作用，提高缓解率、减少复发，临床中治疗小儿肾病的常用中成药有雷公藤多苷片、黄葵胶囊等。雷公藤多苷是从卫矛科雷公藤的根部提取而来的，对肾脏病、少年类风湿关节炎、风湿免疫疾病等多个疾病有很好的疗效。雷公藤对肝脏、血液及生殖系统有一定的影响，所以必须在临床有经验的医生指导下应用，以控制剂量、疗程，不能随便用，同时研究发现雷公藤产生的不良影响是可逆的。黄葵胶囊适用于慢性肾脏病的湿热证，其实临床上，慢性肾脏病过程中的很多类型都可以用，对血尿和蛋白尿有很好的疗效，尤其对轻度蛋白尿效果更佳，虽然其作用弱于雷公藤多苷，但它的副作用少、安全性高，所以对于中轻度蛋白尿，尤其后期治疗或者在整个长期治疗过程中，黄葵胶囊不失为好的选择。

小儿肾病日常需要哪些预防和调控呢？肾脏病的儿童在大量使用激素期间的抵抗力低于正常儿童，孩子尽量不要到拥挤的环境及公共场合，注意避免感染，出门要戴口罩，咽炎、扁桃体炎、感冒、灰指甲都是导致肾病反复发作的原因，感染后要及时处理。注意让孩子平时多晒太阳、呼吸新鲜空气，在水肿期要注意休息，家长询问孩子能不能活动，只要没有明显水肿，即使出现蛋白尿，也可以适当活动，但不要剧烈运动。还需注意饮食管理，水肿期间应限制水、盐摄入，但慢性肾脏病不能长期无盐饮食，因为长期不吃盐会导致低钠血症，我们主张每日摄入2～3g的盐。正常人日常盐的摄入量是9～12g，小孩是正常人的1/3量，孩子需每天补充1g/kg的优质蛋白质，可食用鸡蛋、鱼、瘦肉动物蛋白质，肾功能不好的可以食用植物蛋白。少吃油炸生冷，多吃各种时令蔬菜，尽量少吃反季蔬菜和水果，尽量不吃带有添加剂的零食和包装食品，不暴饮暴食。长期用激素时食欲会明显亢进，要注意适当控制。在肾病情况下，根据医生的医嘱定期检查尿常规及肾功能，停药后需要定期复查和监测血压等。

答疑环节：

问题一：2岁的小孩诊断为肾病综合征，治疗会不会很困难？以后还会复发吗？

丁樱：2岁多的孩子诊断为肾病综合征，大部分是原发性单纯型肾病综合征。单纯型肾病综合征对激素敏感，用激素后尿蛋白很快转阴，大多数愈后好，但复发率较高。难治性肾病综合征的诊断标准是半年内复发次数大于3次，一年之内复发次数大于4次。目前孩子如果刚诊断为肾病综合征，需要观察对激素治疗的反应，对激素反应非常好的情况下难治的概率会稍低。如果对激素反应迟钝、疗效不好，则可能是难治的。

问题二：两年前发现孩子尿中有泡沫，最近一个月发现尿中泡沫比以前多，几乎每次刚尿，就出来一层泡沫，长期不散。有没有必要带孩子去医院做检查？

丁樱：尿蛋白可以出现大量的泡沫，但泡沫尿不一定都是蛋白尿，一段时间复查后可不必惊慌。

问题三：3岁小孩无意间发现潜血（＋），蛋白（±），24小时尿蛋白定量0.15g，镜检红细胞1～3个/Hp。近几年反复复查尿常规，尿蛋白（－～±），今日复查24小时尿蛋白定量为0.14g。

丁樱：因各个化验室正常值不一样，所以结果评价标准不一样。肾脏病具有隐匿性，需要长期定期检查。

问题四：孩子6个月前被诊断为紫癜性肾炎，有黄葵胶囊，是否可以服用？

丁樱：黄葵胶囊有清热利湿的功效，可降低蛋白尿，同时减少激素的副作用。现代药理研究黄葵胶囊有保护足细胞、抗炎、抗氧化、抗纤维化、抗免疫等作用，临床上能降低蛋白尿，适用于中等量蛋白尿的紫癜性肾炎患儿，但现在国内儿科还没有循证医学的大样本研究。

问题五：8岁男孩，近1周发现小便多泡沫，无其他不适，想请医生帮助判断孩子有无肾病？

丁樱：建议到医院查尿常规，晨尿尽量在 1 个小时左右进行检查，晨尿是浓缩尿更可靠，连续查 3 天或者间隔查 3 次，结果如果都是阴性就不用担心了，或在药店买尿蛋白试纸通过比色，了解尿蛋白情况。

问题六：我家宝宝不知道是薄基底膜肾病还是 Alport 综合征，24 小时蛋白定量正常，微量蛋白尿也正常，三餐后检测尿蛋白弱阳性，晨尿无红细胞，晚上出现红细胞。

丁樱：薄基底膜肾病有两种情况，一种是 Alport 综合征导致基底膜弥漫性变薄。另一种原发找不到原因的是薄基底膜肾病，在运动量增大时可能会出现尿检蛋白增加，都需要做肾活检才能确诊。

问题七：两个星期前晚上突然尿频，没有尿痛，去医院检查尿蛋白偏高，有潜血，有时候上午检查蛋白偏高，下午又不高，请问现在考虑什么原因引起，能不能用黄葵胶囊？

丁樱：尿频，首先排除尿路感染，出现蛋白尿和潜血要考虑肾脏病变，建议复查 24 小时尿蛋白定量，要找肾脏病专业医生看，在没有诊断的情况下不能盲目服药。

主持人：感谢丁老师的精彩讲座和分享解答。因为时间因素，丁老师没有办法一一回复各位家长的问题，大家可以关注丁樱儿童健康微信公众号，感谢大家的观看，再见。

（心宝大讲堂，网络，2020 年 3 月 12 日）

扫码看讲座